职业安全卫生管理

ZHIYE ANQUAN
WEISHENG GUANLI

王飞鹏 ◎ 编著

首都经济贸易大学出版社
Capital University of Economics and Business Press
· 北 京 ·

图书在版编目(CIP)数据

职业安全卫生管理/王飞鹏编著.—北京:首都经济贸易大学出版社,2015.8

ISBN 978-7-5638-2340-6

Ⅰ.①职… Ⅱ.①王… Ⅲ.①劳动保护—劳动管理②劳动卫生—卫生管理 Ⅳ.①X9 ②R13

中国版本图书馆 CIP 数据核字(2015)第 049706 号

职业安全卫生管理

王飞鹏 编著

出版发行 首都经济贸易大学出版社

地　　址 北京市朝阳区红庙(邮编 100026)

电　　话 (010)65976483 65065761 65071505(传真)

网　　址 http://www.sjmcb.com

E-mail publish@cueb.edu.cn

经　　销 全国新华书店

照　　排 首都经济贸易大学出版社激光照排服务部

印　　刷 北京市泰锐印刷有限责任公司

开　　本 710 毫米×1000 毫米 1/16

字　　数 237 千字

印　　张 13.5

版　　次 2015 年 8 月第 1 版第 1 次印刷

书　　号 ISBN 978-7-5638-2340-6/X·14

定　　价 24.00 元

前　言

《职业安全卫生管理》一书，是在总结以往教学经验的基础上，为非安全工程专业大学本、专科院校学生编写的一部具有前沿性、综合性和应用性的教材。主要适用于企业管理、劳动与社会保障、劳动关系、人力资源管理以及机械、化工和矿业等专业，也可以作为专业安全管理人员的案头参考书和企业员工的安全培训教材。

全书以保障职业劳动者的职业安全与健康为目标，以职业活动过程中的劳动保护、职业病防治与职业安全管理为研究对象，系统介绍了现代职业安全卫生管理的理论与实务。全书共分七章，主要内容包括：职业安全卫生管理理论与方法、职业安全卫生管理体系、职业安全卫生事故的管理与预防、特殊群体的劳动保护、工伤保险与工伤职业康复、工伤保险的业务经办服务与管理、职业安全卫生管理与工伤保险的国际经验等。通过本书的阅读和学习，将使读者充分认识职业安全事故与职业病的危害性，增强读者的安全责任意识和职业安全卫生防范意识；通过系统分析职业疾病及安全事故的影响因素，进一步提高读者的职业安全卫生管理与职业疾病防范能力；通过宣传和贯彻国家有关职业安全卫生管理与职业病防治的政策法规，促进读者在企业管理中重视职业安全卫生管理，保障劳动者的职业安全与健康。全书在简明扼要的理论阐述基础上，引用了大量贴近实践的案例，增强了本教材的实用性和可操作性。同时，每章开篇设置了学习要点、关键概念，章后配备相应的内容总结、思考题及讨论案例。

本教材在编写过程中，参阅了大量专家和同仁的既有成果，在此对国内外有关作者表示衷心感谢。同时，本书在编写和出版过程中，得到了首都经济贸易大学出版社的领导、编辑及薛捷老师的大力支持和帮助，在此深表谢意。山东工商学院刘传庚教授、傅志明教授、于秀琴教授、张同全教授、彭诵教授、岳宗福教授等专家、学者给予了宝贵指导，我的学生胡熙、靳双双、邢长美、唐雯、王一心等同学也帮助收集整理了大量的资料，在此对他们的支持和辛勤劳动一并表示感谢！

由于能力和精力有限，失误在所难免，敬请广大读者批评指正。

目　录

第一章　职业安全卫生管理概述

学习要点

通过对本章的学习，了解和掌握职业安全卫生管理的内涵及特征，领会职业安全卫生管理的目的与意义，掌握职业安全卫生管理的原则和常用的方法。

关键概念

职业安全卫生；职业安全卫生管理；系统原理；人本原理；预防原理；强制原理；安全生产标准化；安全生产管理信息化

第一节　职业安全卫生管理的概念及内容

一、职业安全卫生管理的概念

（一）职业安全卫生的定义

职业安全卫生是安全科学研究的主要领域之一，一般是指工作场所内影响劳动者安全与健康的条件和因素。美国、日本等国家均沿用这种提法，并且存在相对的管理机构和法律法规，如美国职业安全卫生调查局及职业安全卫生法。职业安全卫生的职责是对劳动者的保护，并非对环境的防护。职业安全卫生通过采用各种组织和技术手段，以达到保护劳动人员在进行工作活动时的安全、健康，不断改善劳动环境，防范工伤事故，并实现对女职工和未成年工的特殊保护。总的来说，职业安全卫生的目标是保证所有职工在工作活动中的安全健康，措施涵盖法律法规、设施、科学技术和管理制度等。

（二）职业安全卫生管理的内涵

职业安全卫生管理是一个十分复杂的工程，对政府、企业以及个人，只要有社会化生产，只要有企业与工作的留存，职业安全卫生管理就一刻也不能停息。长期以来，人们对职业安全卫生问题的认识，经历了从无意识地被动承受到积极寻找应对方案,从事后的补救型措施到事前预防型措施的实质安全,从单因素的就事论事到不断发展和完善的职业安全卫生管理的过程。

职业安全卫生管理是为了使职工免受工作过程中的损害,为了保障劳动者在劳动场地的生命安全而采取的各种管理行为和方法,以及执行多种制度的总称①。

因为科学水平的局限性,实施的有限性,经济投入的限定性,职业安全卫生管理存在着各种短处和问题,特别是设备的不安全状态和职工的不安全行为更是五花八门。因此,作为一个空间、时间以及职员全方位的无法完全根除的事故,在较大程度上受到企业各方面要素的影响。

职业安全卫生管理主要关涉地区及国家的安全策略和政策,企业相关的计划、组织、实施和控制过程,以及对健康与安全管理绩效的评测等。实践中具体包括对人员、设备、环境、作业过程、事故及职业病等多方面的管理,制定管理方针和各类规章制度,同时也涉及在整个管理过程中所体现的安全文化。

系统化管理是当代职业安全卫生管理的明显特点。从企业的全局出发,将管制重点落在事故防范的实际绩效中,实行全职工、全过程、全方位的安全管理是职业安全卫生管理系统安全的思想根基。

职业安全卫生管理还关系到一个企业的可持续发展。职工作为企业最重要的资源之一,他们对企业的建立、发展和扩张有着举足轻重的影响,保障好职工的健康和安全也就是维护了企业可持续发展的力量和资源,同时也为企业长期目标的实现确立了一个坚实的根基。全方位的职业安全卫生管理将使企业从源头上降低成本,提高生产绩效,最终完成企业稳定、健康壮大的目标。职业安全卫生管理体现了企业文化中“人本”的思想,不仅保卫了企业的珍贵资源,还使企业免于人力资源流失和有关资产的减少。

同时,职业安全卫生管理是一个国家经济发展和社会文明程度的反映。所有劳动者获得健康与安全是社会正义、平安、文明、健康发展的基本标志之一,也是保证社会安定和谐和经济快速、健康发展的必要条件②。

(三)职业安全卫生管理的特征

1.适用性

职业安全卫生管理的审查标准适用于所有规模和种类的企业,并适用于各种

---

① 张连营.职业健康安全与环境管理[M].天津:天津大学出版社,2006:3.
② 张连营.职业健康安全与环境管理[M].天津:天津大学出版社,2006:3.

地理、文化和社会条件。因此，审查标准具有普遍的适用性。可使企业的职业安全卫生管理系统在实际情况中满足不同企业的安全卫生管理目标，且可以让存在差异的不同企业以审查标准为基本原则，再依照其本身情形实现职业安全卫生管理体系的要求。

2. 灵活性

希望实行职业安全卫生管理的企业范围宽泛，他们的经济条件和技术能力相异，因此灵活性是职业安全卫生管理审查规范的特点。实施职业安全卫生管理的目标是协助企业改善其职业安全卫生管理任务。审查规范为企业提供了系统地进行因素管理和承诺实现的方法，要求企业在建立职业安全卫生管理时，务必严格执行国家的法律法规和相关的要求。

3. 系统性

职业安全卫生管理体系重视结构化、程序化、文本化的管理手段。第一，重视组织结构的系统性——主要目标是企业在职业安全卫生管理中，不但要拥有从基层职位到最高管理层之间的运转机构，同时还要有一个健全的监管机制。第二，它要求企业实行程序化管理，进而完成在管理过程中的全面系统管制。

4. 绩效要求

审查规范中要求企业必须在遵守相关法律条文的条件下对职业安全卫生方针持续改进，并履行事故预防与保护员工安全健康的承诺。因此，雇主的能力水平和职业安全卫生绩效水平可依据企业的情况确立，因此从事类似活动、却具有不同的职业安全卫生绩效的两个企业，都有可能满足审查规范的要求。除此之外，企业实行职业安全卫生管理时，还可以按照本身的经济技术能力和管理能力提出职业安全卫生管理绩效的要求，提升企业的职业安全卫生绩效。审核规范看重系统地采取和实行一连串的管理方法，并没有提出具体的改善方法与相关要求。雇主依照审查规范设立职业安全卫生管理系统，但这并不意味着不出现工伤事故和职业病，企业应将现实作为绩效不断改善的基础，依照职业安全卫生管理体系中的持续改进原则，完善对风险的控制，以达到最高的安全健康管理绩效。

5. 自愿原则

职业安全卫生管理是企业进行安全卫生系统化管理的手段，职业安全卫生管理审查规范的目标是规定并采用有效的管理机制，帮助企业实现其职业安全卫生目标，并非强制性标准。所有雇主是否执行职业安全卫生管理审查规范，是否设立职业安全卫生管理体系，是否开展职业安全卫生管理认证都决定于企业的意愿，不得以行政或其他方式强迫企业实施，实施过程中并不变更企业原来的法律责任。另一方面，企业在实行审查规范时必须以中国国家法、地方法、行业法等法律法规及其他要求为基础，从对法律法规的获得、认知、传递和评价等方面保证信守承诺。

二、职业安全卫生管理的内容

职业安全卫生管理的核心内容是研究人—机系统中的安全问题，控制人、物、环境的不安全因素。按照职业安全卫生管理实施层面，可将其内容分为国家、企业和个人三个方面①。

(一)国家层面

1. 安全生产方针与安全生产责任制的贯彻实施

安全生产方针是指国家对安全生产工作提出的总体要求，是安全生产工作的指向标。中国现行安全生产方针的目标是“安全第一，预防为主，综合治理”，主要的内容为遵守安全职责，进行事故提前预估，拟定并落实预防措施。从事生产管理和实际工作的人员，要依据自己的职务，在开展所有工作前，做到从思想上防范，即预估工作的危险性、事故发生的可能性。然后再依据风险的不同确定事故防范措施。各层级负责人安排工作都必须有安全要求，确定检修草案、开停工议案。出入现场工作人员必须预估到工作中可能存在的风险，并要有相关的应对措施。开始工作前必须办好相关安全工作交接手续，且紧要的安全措施必须以书面的方式发布于工作现场。这些具体的操作使“预防为主”的方针从空洞变得具体，从标语变为行动。

安全生产责任制是一项基本管理制度，是政府、企业的各级领导、职能部门和在工作岗位上的工作人员对生产工作应负责任的一种制度。安全生产责任制是企业中最基本的一项安全制度，是企业岗位责任制的组成部分，也是企业劳动保护、安全生产管理制度的核心。事实证明，只要建立了安全生产责任制的企业，贯彻执行党的政策、国家的法律法规，认真负责地组织生产，积极采取措施，改善劳动条件，职业安全卫生事故就会相应地减少。如果没有建立安全生产责任制，就会发生职责不清、相互推诿的事件，进而使劳动保护和安全生产的工作无人接管，职业安全卫生事故就会接连发生。早在 1963 年 3 月，国务院公布的《关于加强企业生产中安全工作的几项规定》要求，企业各层级领导、相关职能部门、有关工程技术人员

① 安徽. 安全生产培训教师教程[M]. 北京:中国环境科学出版社,2012:207

和生产工人，各自在生产过程中应承担的安全责任，必须明确的规定。《关于加强企业生产中安全工作的几项规定》要求企业单位的各级领导、工作人员在经营生产的同时，必须负责管理安全工作，认真贯彻执行国家有关劳动保护的政令和制度，在计划、布置、检查、总结和评议生产工作的同时，还要计划、安排、抽查、小结和评定安全工作。企业单位中生产、技术、设计、销售、运输和后勤等各有关专门机构，都应在其所在的企业业务范围内，对实现安全生产的要求负责；各企业都应根据实际情况加强劳动保护机构或专职人员的工作。企业各生产车间都必须配备不脱产的安全工作小组成员。

2. 安全生产法律、管理制度的建立与实施

2002 年 6 月 29 日，《中华人民共和国安全生产法》由第九届全国人大常务委员会第二十八次会议通过，自 2002 年 11 月 1 日起实行，共七章，九十七条规定。第一章为总则，第二章为生产经营，第三章为从业人员的权利与义务，第四章为安全生产的监督管理，第五章为生产安全事故的应急救援与调查处理，第六章为法律责任，第七章为附则。《中华人民共和国安全生产法》的效力范围，包括法律对人、空间和时间的效力。空间效力和对人的效力是："在中华人民共和国领域内从事生产经营活动的单位的安全生产，适用本法。有关法律、行政法规对消防安全和道路交通安全、铁路交通安全、水上交通安全、民用航空安全另有规定的，适用其规定。"

安全生产管理制度是依照中国安全生产方针及有关法律法规与政策所制定的，是企业和员工在生产活动中应该共同遵守的规范与准则。安全生产管理制度包括机构职责、责任的划分，安全生产管理人员职责、安全职责、工程设备的管理与检查整改、事故的处理方法以及玩忽职守的处理办法等。

政府的责任不仅要制定相关的法律与制度，还要严格执行所制定的相关法律法规，否则这些内容就是一纸空文，纸上谈兵而已。

（二）企业层面

1. 事故的预防与管理

事故是指发生在预料之外的导致人身伤害、经济损失的事件。事故不是一种静态事件，它开始于风险的加剧，并通过一连串相关事件按一定的规律依次发生而造成危害，即事故是指造成人员伤害、死亡、职业病或设备设施等财产损失和其他损失的特殊情况。事故有生产事故和企业职工伤亡事故之分。生产事故是指生产经营活动过程中，突发的人身伤害或者设备损坏，导致原活动暂时中断或永远终止

的意外事件。企业职工伤亡事故是指职工在劳动过程中发生的人身伤害、急性中毒事故。即职工在本岗位劳动，或虽不在本岗位劳动，但由于企业的设备和设施不安全、劳动条件和作业环境不良、管理不善，以及企业领导指派到企业外从事本企业活动，所发生的人身伤害(即轻伤、重伤、死亡)和急性中毒事故。

对于职业安全事故的预防和管理，企业应该采取相应措施，从科学技术、科学教育、科学管理三方面着手。在科学技术方面可以通过提高系统管理可靠性来提升系统的安全性，同时运用合格的监控系统对指标进行监控，保证这些指标不达到导致事故的危险水平；在科学教育方面，要让员工掌握相关的安全基本知识；在科学管理方面应有相应的安全检查、安全审查与安全评测。

2. 职业病的预防和管理

职业病是指企业、事业单位的劳动者在职业活动中，因接触粉尘、放射性物质和其余有毒、有害物质等要素而造成身体损害的病症。如在生产活动中，接触生产中使用或产生的有毒物质、粉尘雾霾、放射性射线或长期强迫体位操作、局部组织器官不断受压等，一般都将这类情况归类为职业病。

对于职业病的预防与管理，企业应当做到：早期发现职业病和职业健康损害；不主观地评价职业安全危害与工作场地中职业病危害要素的关系和危害程度；识别各种职业病危害要素和危险人群；改进作业场地条件，提升生产工艺技能，使用防护设施和个人防护用品，对职业病职工及疑似职业病职工给予有效的处置；企业应按照国家相关法律法规，结合生产活动中存在的职业病危害要素，设立职业健康监管制度，保证劳动者能得到与所接触的职业病危害要素相对的健康监管；为职工建立职业健康监护档案并且定期进行职业健康检查。

3. 职业安全教育与安全检查

职业安全教育是指让员工掌握有关安全的基本知识。其中，按照培训内容可分为安全态度教育，如思想教育和态度教育；安全知识教育，如传授安全管理方法和传授安全生产常识；安全技能教育，如安全技能、安全培训。按照教育的对象，又可以把安全教育分为对管理人员的安全教育与对生产岗位职工的安全教育。安全教育的形式多样，其中有海报式、讲演式、会议辩论式、比赛式、音像式、文艺晚会式和学校正规教学式等。企业在进行安全教育时应做到形式多种多样，内容紧贴主题，要积极发挥员工的能动性，重视巩固学习成果，并与企业安全文化建设相结合。

安全检查是指企业通过对高风险要素的识别，对生产活动中可能产生事故的风险因素进行查验,以减少事故发生概率的行为。企业在进行安全检查时应当遵守各项安全法律法规、行业标准、企业安全手册与安全操作规范等。企业进行安全检查的内容包括:查思想,检查有关部门及相关人员是否牢固树立了“安全第一”的思想;查管理,检查安全教育、安全技术措施、伤亡事故管理等的实施情况及安全组织管理体系是否完善;查隐患,这是安全检查的主要内容,其主要工作是实地了解工作场所情况,检查劳动条件、生产装置、生产卫生设施是否符合要求,职工在生产中是否存在不安全行为等。

(三)个人层面

1. 危险源的辨识分析与控制

危险源就是可能招致死亡、危害、财产损失和工作环境破坏等情况发生的根源或状态。危险源由三个因素构成:危险条件、存在条件和发生条件。工业生产作业过程的危险源分为七大类:化学品类,如易燃易爆性、腐蚀性等危险物品;辐射类,放射源等;生物类,如微生物、传染病病原体等;特种设备类,如起重机械、电梯等;电气类,如高压电、高温作业等;土木工程类,如建筑工程、公路工程等;交通运输类,如汽车、火车等。

危险源的辨识就是辨别危险源并知晓其性质的过程。危险源辨识不仅包括危险源的辨别,而且必须对其特性给予判定。危险源的辨识对于个人在职业安全卫生中起到至关重要的作用。现在国内外已经发明出十余种危险源辨识的办法,如危险操作检查表、事故故障类型和操作影响性分析等。危险源掌控是利用科学技术和管理措施掌控、根除危险源,防备危险源造成事故、人员损伤和财产损失的工作。个人在对危险源进行管理时有三种方法:①隔离危险源,隔离危险源又可以分为距离隔离、偏向隔离以及封闭隔离;②个体防护,进行危险作业时,必须穿防护服,戴防毒面具等;③直接进行逃难、避难。

2. 事故的应急救援

当发生事故时,个人作为第一现场的当事人,进行适当的事故应急救援是十分重要的。通过采取高效的应急救援措施,尽量降低事故后果带来的危害,比如,职工的身体损伤、设备的财产损失和环境破坏等是事故应急救援的目标。以下三方面是事故应急救援的根本任务。

(1)立即在现场组织救援遇害人员,并对危险区域以内的其他人员立即进行撤离或其他保护措施。其中对遇害人员的抢救是应急救援的重中之重,救援行动中必须做到秩序性、迅速性、有效性,这样才能减少伤亡,降低事故损失。因为重大事故的发生一般具有突然性、迅速性、扩散性和强危害性,所以指挥和指导现场人员采取相应措施进行自身防护是必需的,必要时应立即远离危险区,并在远离过程中积极指挥现场人员进行自救和互救工作。

(2)立即掌控事态,对事故造成的损失进行确定并划定事故造成危害的区域,判定事故危险性质及危险程度。及时指挥工程抢险小组和相关技术小组一起控制事故危险物,掌控造成事故的危险物是应急救援工作的关键步骤。唯有高效地控制危险物,才能有效防止事故的进一步扩大,才能快速高效地开展救援工作。

(3)做好事故后的恢复工作,消灭潜在危险因素。针对事故可能对人类、动物、植物和环境等导致的实际危害和潜在的危害,立即采取封锁、隔离、清洗、消毒和监督等手段,以防对生物的二次危害和对环境的再度污染,对事故产生后的废墟进行处理,抢修基础设施,将事故现场恢复到基础状况。

第二节　职业安全卫生管理的目的与意义

一、中国职业安全卫生的发展概况

进入21世纪以来,全球安全形势不容乐观,环境危机,重大事故与天灾人祸等时刻威胁着人类的安全与健康。在政府、企业以及个人等多方力量共同努力下,中国职业安全卫生的发展状况总体稳定,略有起色,但是大体状况依旧严峻。

(一)取得的进步

1996年2月,中国进行了职业安全卫生管理体系的第一次研究。1998年,原中国劳动部劳保所和劳保科技协会提出了《职业安全卫生管理体系规程及使用方法》。1999年10月,国家经济贸易委员会发布了《职业安全卫生管理体系试用标准》,并发布了在国内开展职业安全卫生管理体系试点工作的通告。为尽力实施《职业安全卫生管理体系试用标准》,增进企业内部健全职业安全卫生管理体系,国家经济贸易委员会批准国家经贸委安全科学技术研究中心等多家单位作为验证试点机构。为加快职业安全卫生管理体系工作的正常发展,使职业安全卫生管理体系验证工作更加符合要求,2000年7月,国家经济贸易委员会发文成立了全国职业安全卫生管理体系认证指导委员会、全国职业安全卫生管理体系认证机构认可委员会和全国职业安全卫生管理体系审核员注册委员会,且组织力量制定了各种相关基础性文件。

党和政府高度重视安全生产工作，近10年来施行了各种强硬的政策。“十五”期间，为加快安全生产法制建设，先后发布实行了《安全生产法》等一系列安全生产法律法规；2004年，国务院做出了《国务院有关进一步加强安全生产工作的决定》，法制化和规范化促进安全生产工作走向正轨，改善和健全了国家安全生产监督制度，提高了政府安全生产监管工作的专业性；对事故频发、人民群众广泛关心的重点行业集中开展了专项整治，不仅增加了安全生产投入，还创制和实行了部分有益于安全生产的经济制度。在加大安全生产监管审查和政策执行力度的同时，还设立了安全生产问责制度，规范了事故处置程序。

“十一五”期间，党中央、国务院做出了一系列重大决策部署，大力推进安全生产法律法规建设，并于2011年12月15日，国家安全生产监管总局制定印发了《安全生产立法“十二五”规划》，要求各地区、各部门把安全生产与经济社会发展各项工作同步规划、同步部署、同步推进，深入落实安全生产责任和措施，持续强化安全管理和监督，严厉打击非法违法生产经营和建设行为，积极推动重点行业、重点领域安全专项整治，集中开展“隐患治理年”“安全生产年”活动，大力推进安全生产执法、治理和宣传教育行动（以下称“三项行动”），切实加强安全生产法制体制机制、安全保障能力和安全监管监察队伍建设（以下称“三项建设”），全国安全生产工作取得积极进展，以提高安全保障能力为核心的基础建设不断加强，以强化监督管理为关键的协作联动机制进一步健全，以安全生产法为基础的安全生产法律法规体系不断完善，以“关爱生命、关注安全”为主旨的安全文化建设不断深入。

“十二五”时期，是全面建设小康社会的重要战略机遇期，是深化改革、扩大开放、加快转变经济发展方式的攻坚阶段，也是实现安全生产状况根本好转的关键时期。为此，党中央、国务院以邓小平理论和“三个代表”重要思想为指导，深入贯彻落实科学发展观，围绕科学发展的主题和加快转变经济发展方式的主线，牢固树立“以人为本、安全发展”的理念，坚持“安全第一、预防为主、综合治理”的方针，深化安全生产“三项行动”“三项建设”，以强化企业安全生产主体责任为重点，以事故预防为主攻方向，以规范生产为重要保障，以科技进步为重要支撑，加强基础建设，加强责任落实，加强依法监管，全面推进安全生产各项工作，继续降低事故总量和伤亡人数，减少职业危害，有效防范和遏制重特大事故，促进安全生产状况持续稳定好转，为经济社会全面、协调、可持续发展提供重要保障。

在上述措施下，中国安全生产状况持续得到了改善。2014年全国安全生产工作会议报道，2014年，中国安全生产实现了“三个继续下降、两个进一步好转”。包括，事故总量继续下降，全国事故起数和死亡人数同比分别下降3.5%和4.9%，全国重特大事故起数和死亡人数同比下降17.6%和13.5%，2014年，亿元GDP事故死亡率[①]同比下降13.7%，工矿商贸10万从业人员事故死亡率下降12.5%，煤矿百万吨死亡率同比下降12.2%，道路交通万车死亡率下降7.7%。煤矿等重点行业领域安全生产状况进一步好转，煤矿事故起数和死亡人数同比分别下降16.3%和14.3%，重特大事故同比分别下降12.5%和10.5%，已连续21个月没有发生特别重大事故。全国32个省级统计单位中，有30个单位事故量在控制范围以内，16个单位实现事故起数和死亡人数双下降，天津、内蒙古、上海等10个单位没有发生重特大事故。

（二）面临的挑战

随着高新科技的不断出现，信息化、自动化生产模式得到推广，硬件的安全化水平得到大幅提高，职业安全卫生等也将得到进一步推进。同时随着科学技术的发展，人员周围能量的集中化，生产工艺、技术及环境的复杂性，人员素质低下、集中化和难以控制性以及各种社会不安全环境要素等，给安全管理带来了史无前例的挑战。

第一，随着科学技术高速发展，生产工艺、技术及环境的复杂性增大，职业安全卫生管理的目标也逐渐复杂，影响安全的要素越来越多。例如，对人员—设备—环境系统可靠性的要求逐步增加；在突发事件面前，又表现出某种脆弱性。

第二，社会正处在过渡期，相关安全生产的立法、执法有待于健全。虽然中国已经初步颁布施行了安全生产法律法规，《安全生产法》已实施了11年，但在安全生产领域有法不依、执法不严的问题仍然普遍存在。

第三，从业人员的整体能力有待进一步提高。安全意识不强是导致事故发生的潜在因素，对于职业安全卫生管理的负面效果是显而易见的。而产品及其工业设计人员、管理人员和政府有关部门人员的安全素质最为重要。但在教育上却在一定程度上忽视了这一点，并不是所有的专业技术人员和管理人员都具有符合要求的安全素质。

第四，职业病造成的严重影响，其中，尘肺病作为中国最严重的职业病，发病百分率成为各类职业病的第一位，并且其比例远超第二位。据中国卫生部统计资料显示，截至2013年末，全国共报告尘肺病723 900例，约15万人去世，死亡率约为20%。

---

① 亿元GDP事故死亡率是指每生产出1亿元GDP过程中，因安全事故导致死亡的人数。

第五，社会总体协调管理水平有待提高。安全生产根基薄弱，保障体系和体制不完善，部分地区和生产经营部门安全意识不强、责任不明确，安全投入不充足，安全生产监督管理机构、队伍建设以及督查任务急需加强。

二、职业安全卫生管理的目的

职业安全卫生管理的目的不仅是为保证从业人员的人身安全，也是为经济发展保驾护航，确保国家、企业、个人“三赢”的局势。

（一）国家层面

安全生产与职业安全工作事关人民群众的根本利益，事关改革发展和稳定全局，一直以来受到党和国家的高度重视。“安全第一、预防为主、综合治理”是党和国家关于职业安全卫生管理的基本目标。因此，要达到这一目标，职业安全卫生管理的首要目的是做到标本兼治，扎实推进安全生产工作，健全和落实安全生产责任制，实行有利于安全生产的经济政策，加紧煤矿等行业改革重建步伐，增加安全生产投入，深入开展重点行业安全生产专项整顿，强化企业安全生产管理，加强安全技术人才培养和职工安全技能培训，加大安全生产监管力度，加强安全生产法制建设，进一步创造安全生产的优良环境①。

贯彻落实党的十六届五中全会和中央经济工作会议精神，分析形势，明确思路，发动各级政府和各级领导干部，落实“以人为本”的科学发展观和施政理念，坚持“安全发展”的指导原则，转变思路，真抓实干，坚持改变煤矿等重特大事故频发趋势，加速建立长效机制，推动安全生产状况的逐步改善。要加强领导，精心组织，要坚持不懈地做好预防工作，做好安全生产工作要抓住着重点，解决好安全社会、安全建设中事故频发行业和领域的安全生产问题，要认真执行安全生产行政许可制度和“三同时”制度，提高市场准入门槛，要加强安全生产法制建设，加大联合执法力度，要抓紧抓实，大力推进安全创建工作向纵深发展。

（二）企业层面

企业建立和实行职业安全卫生管理的基本目的，是落实企业安全生产主体责任的方法，是加强企业安全生产根基工作的长效制度，是政府实行安全生产分类指导、分层监督的主要依据，是有效预防事故发生的重要方法。设立和实行职业健康

① 邯郸市政府门户网站．全国省市安全生产工作电视电话会［EB/LO］．www. hd. gov. cn. 2012－01－18.

安全管理体系,不断开展以职位达标、专业达标和企业达标为内容的安全生产标准化建设,加强和推进企业安全生产标准化建设的能动性和主动性,进一步规范企业安全生产行为,改进安全生产条件,增强安全基础监管,高效防备和坚持防止特重大事故发生。职业安全卫生管理的目的有四点:第一,为提升职业安全卫生绩效提供一个高效、节约的管理方法,有利于推进职业安全卫生法规和制度的贯彻与执行;第二,让企业的职业安全卫生管理转变为主动行为,提高职业安全卫生管理能力;第三,在社会上树立优良的企业形象,能产生直接或间接的经济收益;第四,控制危害要素,全面辨别危害要素、进行风险评估。对评估出的不可承担风险采取控制与监管措施。

(三)个人层面

职业安全卫生管理的目的对于个人要做到两点,分别是人员的安全和人员的健康。

1. 人员的安全

生产安全可分为设施的安全和人员的安全,两者紧密相关,设施的安全关联人员的健康与生命保障,生产人员的人身平安和生产设施安全中与人员有关的部分内容共同构成了人员安全。现代安全科学学说认为,不安全事故的发生是由于人的失误和物的不安全状况导致的。掌控人的失误,需要在人为心理学、行为心理学等成果的基础上,通过教育、宣传等增加人的安全意识和能力;物的不安全状况采取实用安全科学技术进行改造。随着经济的发展、科技的进步,出现了很多工业复杂系统,包括技术设施、员工以及组织三方要素紧密结合的技术系统,如化工石油、铁路、矿山和核电等组织。生产实际情况表明,对于工业复杂系统,只借助安全技术系统的可靠性和人的可靠性,不能完全杜绝事故的发生①。

2. 人员的健康

健康是指一个人在身体、精神和社会等方面都处在稳定的状态,这种状态称之为健康。传统的健康观是“没有病”,当代人的健康观是整体康健。世界卫生组织提出“健康的具体表现应该是人的生理能力没有任何疾病与损失,同时具备心理健全、完备的社会适应性和社会道德”。因此,当代人的健康内容应该包含:身体健康、心理健全、社会性强、智力正常和道德健全等。而职业安全卫生管理则需要从身体、精神和社会三个方面进行管理与把握,不仅要保证员工身体在工作中不会受

① 张连营.职业健康安全与环境管理[M].天津:天津大学出版社,2006:3.

到各种职业病与职业伤害，同时还要保证他们有一个良好的心态以及对社会有较强的适应和调节能力。

三、职业安全卫生管理的意义

根据国际劳工组织的统计，职业安全事故和职业病每年使世界接近230万人去世，造成经济损失约占世界生产总值(GWP)的4%。职业安全卫生管理与经济管理相互依托、相依而存，安全卫生管理为经济发展保驾护航，产生间接或直接的社会经济效益，其效用对于社会和经济的稳定发展是不可小视的。因此，搞好职业安全卫生管理工作具有十分重要的意义。

(一)国家层面

提高职业安全卫生社会责任的水平，社会各界务必通过保证将职业安全卫生纳入国家商讨的先行事项，以及通过建设和维护国家防范安全卫生文化的方式，为实现此目的做出贡献。职业安全卫生的不断改善，应以系统的职业安全卫生管理方式予以推动，包括1981年国际劳工组织《职业安全与卫生公约》(第155号公约)第二章的原则制定国家战略目标。各国政府批准2006年国际劳工组织制定的《职业安全与卫生条约促进框架》和与其有关的国际劳工组织制定的《职业安全与卫生公约》，并保证实行其有关决定，使之成为系统性地改善国家在职业安全卫生方面的绩效手段。各国政府应确保采用连续不断的行动来建立和加强国家防范职业安全卫生的文化，还应确保建立一个适度的职业安全卫生标准实施体制，包含强而有效的劳动监管机制，多项保护职工的职业安全卫生的法律法规。

改进职业安全与卫生将对工作环境、生产能力、经济和社会的进步产生正面影响，享有安全卫生的工作环境应该被视作一项基础人权，以确保全体劳动者的身心健康。

进行有效的职业安全卫生管理的意义还在于全面提升国际形象。建立一个积极良好的国际形象，对于中国的复兴之路具有重大的战略意义。经过多年努力，中国在经济、政治、科技和文化等各领域的发展突飞猛进，综合国力与日俱增，国际地位不断提升，国际舞台上的中国因素急速上升。但因为职业安全事故频发而被某些大国扣上了“无人权国家”的帽子，因此，进行有效的职业安全卫生管理，有效地降低职业安全事故，能表明中国的决心，能有效地提升中国的国际形象。

(二)企业层面

要将“安全第一，预防为主”作为搞好职业安全卫生管理工作的基本方针，要坚持贯彻和执行此方针。具体的安全相关工作、活动要由职业安全卫生管理部门来组织、协调。职业安全卫生管理工作水平的提高,有利于企业职业安全卫生管理制度的完善和执行。

搞好职业安全卫生管理,防范事故的发生和职业危害是根本目标。职业安全卫生管理是减轻、掌控事故,特别是人为事故发生的有效屏障。科学管理能够制约、减轻人的不当行为,控制或减少危险源,直接防范人为事故的发生。

要发挥职业安全卫生管理的作用,需要借助安全技术和职业安全卫生措施。建立在物质基础上的安全技术和职业安全卫生措施,需要管理者进行高效的职业安全管理行为——计划、组织、监察、协调和掌控,才能发挥效果。

职业安全卫生管理对企业经济发展起到了遮风挡雨的作用。从微观上看,做好职业安全卫生管理,有利于改善企业管理,全面促进企业各方面工作的开展,增进经济效益的提高;从宏观上看,职业安全卫生管理能产生间接或直接的社会经济效益,促进企业的发展。

将防范工作作为生产活动不可分割的部分,因为职业安全卫生的严要求与高绩效相得益彰。通过有效的方法建立专业的职业安全卫生管理方针,改进工作环境的安全卫生状况。对于相关工作场所的安全卫生应采用的措施,应当咨询员工代表的意见,并及时向他们公布情况,发挥员工的能动性,调动员工的积极性,保证整个企业良好的运转。

(三)个人层面

第一,职业安全卫生管理有助于提高职工的安全意识,员工要掌握相应的安全知识,提高安全意识,时刻保持安全第一的意识,做到防患未然,常备不懈。

第二,职业安全卫生管理有助于让员工掌握安全知识。在企业现代化的生产工作中,特别是高风险的矿山开采、化工生产等企业,更要求每位员工学习掌握生产知识和安全知识,唯有牢记生产过程的各种安全知识,才能够在工作岗位上心手相应、游刃有余,减少和规避各种安全事故的发生。

第三,职业安全卫生管理有助于员工提高安全技能。安全技能是为了安全地完成生产任务,经过培训获得的科学化、自动化的工作方式。安全教育应该包括对风险因素的预防方法、应急设备的操作方法,其目的是为了提升员工的安全技能。唯有熟练掌握了安全技能,才能实现工作中的高效率,有效规避风险;掌握的安全技能多样、高超,安全事故的发生率就会降低。

第四,职业安全卫生管理能有效提高员工的基础安全素质。安全素质中的安全意识、安全知识和安全技能三个方面互相交融，密切联系，缺一不可。通过提高安全意识，就能对安全知识进行主动学习，并最终掌控各种安全技能；掌握各种的安全知识，才能有较强的安全意识；部分安全知识同时又是安全技能知识，部分安全知识既提高安全意识，又能掌握安全技能。三者相辅相成，不可分割。

第五，职业安全卫生管理使严峻的形势得到改善，保证每个员工的生活更加快乐、平安和健康。

第三节　职业安全卫生管理的原则与方法

一、职业安全卫生管理的理念

（一）与传统职业安全卫生管理理念的对比

传统职业安全卫生管理理念认为，事故的发生是难以避免的，忽视事前管制，注重事后处置。管理的重心落在安全指标的完成上。着重宣传，而轻视相关技能和意识的培训，所谓领导的重视也仅落实在各种书面文件上，一旦与生产任务发生冲突，势必忽视相关安全工作；没有全员参与安全管理的机制，也没有科学系统的管制方式，各种有效制度无法实行。

当代职业安全卫生管理理念首荐杜邦的当代安全理念。其内容包括十大基本法则①：①所有关于职业的伤害事件全部都是可以防范的；②安全是每个职工的基本责任；③对于事故造成的伤害和职业疾病的防治，应该由管理层直接负责；④安全工作是聘用职工的首要条件；⑤职工必须接受严格的专业安全教育才能上岗就业；⑥管理层对于安全审查必须时常进行；⑦当发现不当行为和不良状况时务必立即给予纠正；⑧不管是工作还是生活，健康和安全都同等重要；⑨良好的安全状况才能产生优秀的工作业绩；⑩员工的安全是工作的关键。

现代安全理念与传统理念的区别体现在四个方面：

（1）认识到“以人为本”的人本主义，强调生命的尊严；

（2）认识到事故并非不可避免，根除了人们主观上的消极、悲观想法和发生事故时的借口，使职业卫生安全管理工作更加积极主动；

（3）从安全即业绩的观点出发，一改过去“安全只有投入没有回报”的错误

① 崔政斌，冯永发. 杜邦十大安全理念透视［M］. 北京：化学工业出版社，2013.

观念;

(4)从注重隐藏的危险要素治理转化为从源头上设计,积极防范。

(二)职业安全卫生管理理念的内容

1. 主动参与岗前培训

职工应该主动参加岗前职业安全卫生知识培训,只有做到吃苦耐劳、勤学好问、勤学多记、反复操练,才能终生获益。反之,就可能将危及自身和他人的健康安全。职业安全卫生知识培训,包括正确使用设备的方法、工作流程的正确顺序和相关防护方法等。劳动者在进行职业安全卫生知识学习时,要精确牢记,熟练掌握各项要求,同时,还应当动手实干,不清楚的地方应当主动请教有经验的同事,务必快速掌握正确的使用方法,成为一名合格的职工。

2. 恪守职业安全卫生规定

职业安全卫生规定作为工作规定的重要组成部分,是前辈用大量事故的经验教训换来的,是为避免以后再次发生相似伤亡事件而规定的。因此,只依靠企业制定的职业安全卫生操作规定是不够的,重点应落实在使劳动者在生产活动中一丝不苟地执行操作规定。劳动者在生产活动中应相互提醒、互相监督,不能以为职业安全卫生规定只是保护个人的,不必完全恪守。如果一个人不恪守职业安全卫生规定,势必会影响到更多人的安全问题。

3. 主动接受职业相关健康检查

大部分职业病是难以痊愈的,但却是可以预防的。为员工提供职业相关健康检查是企业必须履行的法定职责,员工也应该主动接受职业相关健康检查,做到早发现、早确诊、早医治,这不仅有益于保护员工自身健康,也有利于保护员工的权益。员工工作之前、工作之中、离开工作之后都应该进行职业健康体检,并且费用由企业承担。职业相关健康体检项目也应当依据与本职业接触有关危险要素而确定。体检时员工务必如实说清以前的体检状况、工作情况和自我感觉状况。体检后员工应当索要检查结果或诊断书,检查结果和诊断书是维权的有效证据,所以建议员工到有职业病诊断资格的相关医疗机构进行检查。

二、职业安全卫生管理的原则

(一)系统原理

1. 系统原理的含义

系统原理是指运用系统论的原理、方法和逻辑,认知和解决管理中出现的问题,分析在生产管理中的系统问题,最后完成优化管理的目标。职业安全卫生管理系统是生产管理的一个分支,其中包含了各类安全监管单位、安全防范设备、管理安全的规章制度、安全生产工作流程和原则,以及安检活动管理情报等。安全贯穿于整个生产活动过程中,职业安全卫生管理是全面、全过程和全员的管理。

2. 运用系统原理的原则

(1)动态相关性原则。动态相关性原则表明:组成管理系统的各要素不是静态固定的而是动态发展的,它们相互制约又相互联系。要提高安全管理的效果,必须掌握各要素之间的动态相关特征,充分利用各要素之间的相互作用。同时,需要有优良的信息反馈措施,做到能够每时每刻掌握企业安全生产的动态情况,且解决各类问题时考虑到各种事物之间的动态关联。

(2)整分合原则。高效的现代职业安全卫生管理务必在全体的规划下细致分工,在分工基础上又要能高效整合,这就是整分合原则。实行此原则,企业领导层必须制定整体目标和开展全局策划时,将安全生产包含进去,在分配各类资源与组织系统时,务必将安全生产视为不可或缺的环节。

(3)反馈原则。反馈是掌控进程中对掌控组织的反映。正确、高效的管理,离不开灵活、精确、迅捷的反馈。企业生产的内在条件和外界环境都是日新月异的,所以必须准时获取、反馈各类生产信息,以便及时开展行动。

(4)封闭原则。封闭原则指,系统中应建立安全监督机构,以便正确地执行、输出和反馈,同时,建立安全管理规章制度可以贯彻封闭原则,建立尽可能完整的执行法、监督法和反馈法,构成一个封闭的制度网,是安全管理活动正常高效运行的有力保证。

(二)人本原理

1. 人本原理的含义

在职业安全卫生管理中把人的因素放在首位,体现以人为本,就是人本原理。以人为本有两层意义:一是所有管理行为都是从人展开的,人既是管理的主体,又是管理的客体,所有人都在一定的管理层级上,没有人就不存在管理;二是管理活动中,需要通过人的管理、运行、推行和实行,以到达管理对象的要素和管理系统的细枝末节。

2. 运用人本原理的原则

(1)动力原则。在管理系统中存在着信息动力、物质动力和精神动力。信息动力是通过信息的获得与交流,产生后来居上或一马当先的动力。物质动力是指物质待遇以及经济效益的刺激与鼓励;精神动力主要是来自梦想、社会公德、信念和名誉等方面的驱动和鞭策。

(2)能级原则。在管理系统中,为了保证组织的稳固性和管理的高效性,设立一套合适能级,即根据组织和个人能力的大小分配任务与工作,发挥不同能级的能量。

(3)激励原则。通过给予各种激励条件,激起个人的内在潜能,充分发挥人的主动性和能动性。

(三)预防原理

1. 预防原理的含义

职业安全卫生管理工作做到恰当的管理和正确的科技方法,达到防范为主,以防甚至根除人的不恰当行为和物的不安全状态,达到防止事故发生的目的。在有发生人身伤害、设备报废和环境破坏可能性的情况下,立即采取措施防止事故继续发生。

2. 运用预防原理的原则

(1)偶然损失原则。事故造成的结果和这个结果导致损失的严重程度都是不可预计的随机事件。重复出现的同类事故不一定产生完全相同的结果,这就是事故损失的偶然性。偶然损失原则表明,在实际生产活动中一定要重视各类事故,并且无论事故是否导致了损失,都必须提前做好防范准备。

(2)因果关系原则。事故的发生是众多要素存在内在逻辑因果关联而链锁发生的最终结果,只要事故的诱发要素还残留,发生事故几乎是必然的,这就是因果关系原则。所以从管理者到每个员工务必要将发生事故的因果关系链破坏,消除事故发生的必然性。

(3)本质安全化原则。本质安全化原则是指从一开始就在实质上完成安全化,从根基上根除事故发生的概率,进而达到防范事故发生的目的。本质安全化应满足两个条件:操作不当—安全、设备故障—保护,以上两种安全保护条件是设备配备设计阶段就存在,而不是事后补偿的。职业安全卫生管理的终极目标就是通过各种科技手段和行政措施达到本质安全化。

(四)强制原理

1. 强制原理的含义

采用强制管理的方法掌控人的愿望和作为。人的所作所为等受到职业安全卫生管理条件的约束。因为事故造成的损失具有偶然性,人的冒险性和事故损失的不可挽回性，决定了职业安全卫生管理有时是需要强制执行的。

2. 运用强制原理的原则

(1) 安全第一原则。安全第一就是在开展生产和相关活动时，要求将安全管理放在全部工作的第一位。当生产和其他工作与安全产生冲突时，要以安全为首，生产活动和其余活动要遵从安全要求。

(2) 督查原则。督查原则是指在安全工作中，为了使安全生产法律法规得到落实，必须建立安全生产督查管理部门，对企业生产过程的依法守法和依法执法行为进行督查。

三、职业安全卫生管理的方法

(一) 安全生产标准化

1. 安全生产标准化的定义

安全生产标准化就是企业在生产经营和所有管理过程中，在安全生产管理过程中，从安全生产基础工作入手，制定本企业符合国家、地方和行业安全生产法律、法规的规范、规章等制度，并在本企业内部加以贯彻落实，使企业将安全生产责任逐步贯彻落实到每个操作岗位、每个职位和每个在岗人员中，并改善标准化操作的考核和评级标准，促进企业安全生产不断加强和持续改进。简单来说，安全生产标准化就是在企业中，各生产活动、生产过程的工作必须长期结合中国相关法律和规范标准等规定，以保障企业的安全生产活动、保护从业员工的生命安全，进而根除安全事故的发生。

2. 安全生产标准化的特点

安全生产标准化的特点包括六点。

(1) 突出"安全第一，预防为主"的方针。

(2) 强调企业安全生产工作样本化、典范化。

(3) 落实企业全员的安全生产责任制。

(4) 发挥企业安全生产主体的积极性和创造性。

(5) 体现安全与生产的内在联系，把安全与生产看作整体。

(6) 达到高水平，拥有严标准，开拓创新。

3. 安全生产标准化的原则

企业在建立和保持安全生产标准化体系时，应结合企业本身组织结构特性，并满足标准化的基本要求。安全生产标准化体系的建立，应着重"安全第一、预防为主、综合治理”的方针和以人为本的理念，注重科学性、严谨性和系统性，立足于危险辨别和风险评估，立足于隐患整治，风险管理思想，充分展现安全与利益、安全与健康的内在关联，并与企业组建各个机构的基础管理工作进行有效结合。

安全生产标准化的创立和实行，应该在企业生产经营的全过程、全方位和全成员中得以贯彻和执行，设立安全生产长效机制，进而反映出企业自身的产业特点与安全业绩的持续改善和提高。

（二）安全生产管理信息化

1. 安全生产管理信息化的定义

安全生产信息化是指伴随传感技术、通信技术、计算机技术的持续改进，把技术运用到安全生产事故预防、处理、救助和日常安全生产管理中，进而改变传统安全生产流程和组织，使安全生产管理变得更为高效，减少安全生产事故发生概率的过程。

安全生产管理信息化是指安全生产管理的信息化过程①。它是通过计算机实现信息输入和存储，通过局域网和互联网实现信息传递，通过软件计算实现信息的处理和输出，从而改变传统企业安全生产管理的实际情况。

安全生产管理信息化的中枢是安全生产管理信息系统，它由人、网络、计算机和相关外围设施等组成，能进行安全生产管理信息的采集、传播、储存、处理、维修和应用，运用信息流把握安全生产运作方向，利用大量的数据预判未来，利用实时数据进行事实预警，利用信息整合实现数据统计，进而支持政府或企业高层做出正确的决定，协助中层进行过程控制、指导基层进行基础运作，帮助其实现安全生产的目的。

2. 安全生产管理信息化的特点

安全生产管理信息化有四个特点。

（1）通过安全生产管理信息的系统建设，引入安全生产管理理念、规范管理流程和提供统计分析工具等手段，提高系统管理能力。

（2）信息传递通过网络传输的快捷性、系统达到的准确性和处理周期的固定性，有效提高了安全生产管理的反应速度。

（3）流程自动化，安全生产管理信息系统代替人工进行流转和统计作业，有效

①远光软件. 安全生产管理信息化解决方案［EB/LO］. http://www.docin.com/p-537304062.html. 2012-11-25.

地将管理人员从繁杂的档案工作和统计工作中解放出来。

(4)管理规范化能有效地降低违章作业的可能性,从而有效地降低安全生产事故发生的概率。

3. 安全生产管理信息化的原则

建立和推广安全生产信息系统,需要投入大量的资源,比如,人力资源和财力资源,以此来保证基础工作的牢固。尤其是系统考察和初建阶段,以及系统运行初期的信息录入阶段,会涉及大量的分析统计、信息专业工作。因此,管理者必须给予重视和支持,成立工作小组,制定管理方案、激励机制和考核办法。

安全生产管理信息系统的建立是一项专业面较广、技术要求高的系统工程,一方面需要安全生产技术、计算机技术、通信技术和统筹学等专业人才支撑;另一方面需要绝对的技术保障能力,提供长时间的系统更新。

安全生产信息系统涉及的软硬件设备较多,必须保证有足够的经费投入和充足的生产周期。软件和服务费用投入包含:信息化开发费用、系统设计开发费用、系统培训费用和系统维护费用;硬件费用包括服务器的购买、终端的开设、网络布局的调整等。

本章小结

通过本章的学习,我们了解了有关职业安全卫生管理的概念及相关内容。职业安全卫生管理的诞生是与时俱进的必然产物。随着人们对职业安全卫生重视程度越来越高,对于职业安全卫生管理的要求也将越来越高。职业安全卫生管理是需要长期学习和实践的一门科目。

本章分为职业安全卫生管理的概念及内容,职业安全卫生管理的目的与意义和职业安全卫生管理的原则与方法。

在第一节中,我们学习了职业安全卫生管理的概念和职业安全卫生管理的内容。职业安全卫生管理即为了使职工免受工作过程中威胁的损害,为了保障员工在劳动场地的生命安全而采取的各种管理行为和方法,并且执行的多种制度的总称①。它可以分别从国家层面、企业层面和个人层面三方面来讲。通过第一节的学习,我们对于本门课程所应掌握的职业安全卫生管理有了初步的印象与轮廓。

在第二节中。我们先了解了中国当代职业安全卫生的发展概况,对中国的情

① 张连营.职业健康安全与环境管理[M].天津:天津大学出版社,2006:3.

况有了初步的了解，接着我们学习了职业安全卫生管理的目的和意义。我们可以从政府、企业和个人三方面分析和得出结果，不同的层级拥有不同的目的和意义。通过第二节的学习，我们要明白职业安全卫生管理对工作、生活的实际意义。

在第三节中，我们学习了职业安全卫生管理的理念。传统的职业安全卫生管理理念和当代的职业安全卫生管理理念存在着巨大的差异，通过对比，我们得出了职业安全卫生管理的理念是以人为本、预防为主、主动解决。通过学习我们知道，职业安全卫生管理的原则共有四点，即系统原则、人本原则、预防原则和强制原则。同时，我们了解了两种职业安全卫生管理的方法——安全生产标准化和安全生产信息化。

本章内容多为概念，需要理解并记忆，并在以后的实际运用中做到融会贯通，达到以学助用、以用助学，相辅相成，举一反三的目的。

思考题

1. 简述职业安全卫生管理的特征。

2. 比较分析不同层级职业安全卫生管理的内容。

3. 简述中国职业安全卫生管理的发展状况。

4. 比较分析传统职业安全卫生管理理念与当代职业安全卫生管理理念的异同。

5. 简述职业安全卫生管理的方法，分析评价优缺点以及改进方法。

案例讨论

案例1　武钢的企业安全文化

“以人为本，安全第一”是武汉钢铁公司安全文化的核心，公司在生产经营过程中，通过安全文化的建设和熏陶，潜移默化地培养和改变企业员工的安全价值观，对企业员工的安全行为进行规范。公司采取了一系列的措施，让企业员工牢记安全生产的基本方针。

武钢大型厂对近十年来车间发生的各种安全事故进行了总结，整理成小册子，书中的语言浅显易懂，并在书中穿插了各种“安全小贴士”和安全警语。小册子成为职工喜爱的“口袋书”。其港务公司更是别出心裁，他们发动电脑软件爱好者制作动画，以幽默的动画展现车间的安全事故，传播安全知识。动画中那些发生在职工身边的事例让他们记忆深刻，由于都是身边发生的事，员工对此更加容易产生共鸣，将“安全”二字写入脑海。

武钢龙泉则从家庭方面出发，将安全生产引入每个员工的家庭。大家都知道，人的情绪不稳定时容易犯错误，故而公司将职工的家人请到车间，通过一系列演示，让他们清楚，当员工情绪不好、精力不集中或不按要求操作时，将会对个人造成多大的伤害，将会对公司造成多大的损失。通过让家属在现场对具体工作性质的了解，让员工家属同意与车间签订“安全带上岗，平安带回家”的安全联保协议。协议内容除了各项安全规章制度外还包括两个方面的内容，家属在员工上班前必须提醒员工穿戴好安全保护用品；尽量不让员工产生不良情绪，不让员工带着情绪上岗。

另外，企业要求对出现“双违”的职工必须下岗接受教育。首先要对“双违”人员进行曝光，向全体职工及家属讲述“双违”经过、产生的原因以及改正措施。为了使“双违”人员深刻地意识到自己的错误和危害，企业相关部门要对“双违”人员进行至少两天的安全教育培训，并做出今后不再“双违”的承诺。回到车间之后，“双违”人员要在车间职工大会上做出深刻检讨，谈自己对“双违”的认识，说明双违的危害，告诫其他工友以此为鉴，不要“双违”。除此之外，车间主任要与“双违”人员谈心，帮助“双违”人员调整心态，正确对待“双违”行为，不要在心理上有压力。这种管理方式推行后，“双违”的现象明显减少，企业的安全生产事故发生的概率明显降低。

企业安全文化建设的核心内容就是员工安全观念的建设，安全文化对安全管理起着决定作用，安全文化的氛围和特征决定安全管理模式。另外，安全文化也是安全管理的软手段，对员工安全意识有着潜移默化的影响。武钢能取得今天的成就，与企业安全文化的作用是密不可分的。

资料来源：企业安全文化建设的优秀案例，首钢日报，2006－10－27。

案例2　六旬老人退休留任因工受伤

老工人张山虽到退休年龄，但因其有一手技术绝活，退休后被单位返聘，但在工作中却意外负伤，最终获得单位赔偿。6月1日，江西省南昌市西湖区人民法院一审判决一起雇员受害赔偿纠纷案，判决单位赔偿受伤员工8万余元。张山现年64岁，系南昌市某建筑公司职工。因其技术过硬，退休后，单位返聘其到单位承建的工程项目工地从事水电机械维修工作。一天，张山在工地工作时负伤，住院治疗。经司法鉴定所鉴定:电工张山的伤残等级为九级。后由于双方因赔偿金额未能达成协议,故张山到法院起诉。法庭上张山诉称:“我系公司职工,退休后一直留用,在公司工地从事水电机械维修工作。工地因连续几天下雨,基坑积水需要抽水。因水泵被泥沙掩埋,我用铁铲清除泥沙时,突然泥土坍塌,致使我下半身被泥土掩埋。公司仅给我报销了住院治疗费。故请求法院按雇员受害赔偿标准判公司赔偿我 8 万元。”

一审法院审理认为,原告系被告雇请的雇员,而原告受伤是在从事被告工程工作中。为此,被告作为原告的雇主应对其雇员所遭受的损失承担赔偿责任。现原告要求被告赔偿其损失,于法有据,予以支持。该院依照相关法律规定,判决南昌市某建筑公司赔偿电工张山 82 000 元。

资料来源:退休后因公受伤获单位赔偿,中顾法律网,2010-07-23。

第二章　职业安全卫生管理体系

学习要点

通过对本章的学习，了解和把握中国职业安全卫生监督管理的机构和监管模式，熟悉职业安全卫生管理体系认证的流程，把握和领会中国现行职业安全卫生管理的法律体系，重点掌握政府及企业职业安全卫生管理的手段与方法。

关键概念

GB/T28001 认证；职业安全卫生管理；三级教育；职业安全文化；职业安全卫生法规

第一节　职业安全卫生管理的模式与方式

一、职业安全卫生的监管机构与体系

(一)职业安全卫生的监管机构

1. 国务院安全生产委员会

国务院安全生产委员会简称安委会，由国务院副总理担任安委会主任，安全监管总局局长、国务院副秘书长以及公安部常务副部长担任安委会的副主任。安委会在国务院的领导下完成各项安全生产工作，对全国的生产安全工作进行指导和协调，以及对全国的安全生产形势和安全生产工作的政策方针进行分析研究，并提出重要措施解决安全生产工作中的各种重大问题等。

2. 国家安全生产监督管理总局

国家安全生产监督管理总局简称安全监管总局。工矿商贸企业的安全生产和职业安全卫生，是由国家安全生产监督管理总局负责监督管理的。而部分行业和领域都设有专门的安全生产主管部门，例如，交通、建筑、水利、国防工业和核安全

等行业或领域，这些行业或领域都要由其相应的主管部门负责监督管理。

国家安全生产监督管理局设有10个内设机构，对外负责国际交流与合作，对内则主要是从对全国安全生产综合监督管理的角度，对重点行业和职业安全卫生进行监督管理，对突发安全生产事故组织应急救援和对有关部门的安全生产监管工作进行指导协调。

2008年，国务院制定颁发的《国务院办公厅关于印发国家安全生产监督管理总局主要职责内设机构和人员编制规定的通知》，规定了国家安全生产监督管理总局有职责对安委会决定的事项进行监督落实。另外，国家安全生产监督管理总局还要负责对重大安全事故进行应急救援、调查处理和结案，监督协调相关部门的安全生产工作和安全生产的行政执法工作。

3. 国家煤矿安全监察局

国家煤矿安全监察局简称国家煤监局，煤监局负责起草有关煤矿安全生产的法律法规，依法监督落实煤矿安全生产准入制度，监督指导地方政府煤矿安全生产的监察工作。另外，煤监局有对全国煤矿安全生产信息进行统计分析的职责，并通过分析、制定重要措施来解决全国煤矿安全生产过程中的重大安全问题，对煤矿事故组织紧急救援并进行调查处理。

4. 国家安全生产应急救援指挥中心

根据2005年由国务院人事部颁发的《关于同意国家安全生产应急救援指挥中心依照国家公务员制度管理的复函》，以及2005年中央机构编制委员会颁发的《国家安全生产应急救援指挥中心主要职责内设机构和人员编制规定》的相关规定，国家安全生产应急救援指挥中心是安全监管总局下属的事业单位，由安委会办公室直接领导。国家安全生产应急救援指挥中心有参与拟定有关全国安全生产应急救援的法律法规的职责，负责制定全国安全生产的应急救援预案。除此之外，还要对全国安全生产应急救援重大信息进行分析处理，并及时发布预警信息，同时负责监督协调相关部门的应急救援工作。

5. 职业卫生监督管理

职业卫生监督管理隶属于卫生部执法监督司，其职责主要分为两个部分，卫生部门职责和安全监管部门职责。2010年中央发布的《关于职业卫生监管部门职责分工的通知》，对卫生部和安全监管总局的部分职责做出了调整。

(1)除医疗机构外，以前由卫生部负责的建设项目，现在都调整为由安全监管总局负责。

(2)除医疗机构外,以前由卫生部负责备案、审核、竣工验收的建设项目,现在由安全监管总局负责。①总投资在500亿元人民币以上的,由国务院投资和授权的主管部门审批、核准或备案的建设项目;②核电站建设项目;③跨省、自治区、直辖市行政区域的建设项目。

(3)除医疗机构外,以前由卫生部负责的有关受理的职业病危害评价甲级资质的申请工作和建设项目,不再由卫生部负责。如果要进行职业卫生审查申请,则由申请单位向安全监管总局提出申请。

(二)职业安全卫生管理体系

系统安全管理作为现代的安全工程理论和方法体系,是现代职业安全卫生管理的显著特征。应用系统安全管理的方法,可以从复杂的系统中比较迅速地找出危险源,通过采取安全措施防止安全事故发生,从而在一定范围内使系统达到最佳的安全程度。

职业安全卫生管理体系就是以实现系统安全为核心的、科学规范的管理体系,其目的就是确保系统安全,并向组织提出实现系统安全必须要达到的条件和相关要求。比如,一般把系统分为人、机、环境三个方面,想让这个系统稳定安全地运行,使这三者形成一个有机的整体,相互协调、稳定安全地运作,必然要对这三个方面分别提出相关要求,并找出与其相关的因素,这些相关要求和相关因素就是职业安全卫生管理体系所包含的内容。另外,这些要求和因素正是传统安全管理模式中所没有注重的,恰好弥补了"经验型""事后型"安全管理模式的不足。

二、职业安全卫生的监管方式与方法

(一)职业安全卫生的监管方式

推行职业安全卫生监督管理制度的主体是各级人民政府有关行政主管部门。落实职业安全卫生监督管理制度的目的就是排除安全生产过程中的隐患,减少安全事故的发生,规范经营单位和从业人员的行为,贯彻落实安全生产法律法规以及进一步完善安全生产法制建设,提高生产效率,推动生产技术的进步,以适应经济的发展,维护社会的稳定。

职业安全卫生监管方式主要受国家、公会和群众监督。其中,国家监督按照监督的性质划分可以分为行为监督和技术监督。行为监督是指对人的不安全行为的监督,规范从业人员的行为,避免进行不安全的操作,降低事故发生的概率,包括组织管理、规章制度建设、各级安全生产责任制的实施和职工教育培训等;技术监督则对专业技术有较高的要求,具有很强的专业性,往往是对物的不安全状况进行监督,经常要用到十分精确的数据进行分析处理,所以经常需要用专门的检测仪器得到精确的数据,或者让专门的检测机构提供精确的数据。技术监督多是从"本质安全"来解决问题,消除安全隐患是监督的重要内容。

国家监督还可以按照专业监督的角度划分,分为安全生产一般监督、安全生产专门监督和事故监督。安全生产一般监督通常采用不定期进行监察执法工作的形式,主要是进行常规的全面检查来监督企业日常生产经营活动,例如,对企业工作环境的卫生进行检查评估,或者进行全面的职业安全卫生的检查等;安全生产专门监督是针对特殊问题进行的监督;事故监督则是对突发伤亡事故调查处理的监督。

(二)职业安全卫生的监管方法

为了改善中国职业安全卫生状况,在"十一五"期间,国家开展了一系列的监察和打击违法生产行为的工作。

1. 现场监督监察

2006—2010 年,各级安全监管部门、煤矿安全监察机构为了严厉打击违法生产行为,共对 839.4 万个生产经营单位和 224.7 万个高危行业、领域的生产单位,进行了1 761.7万次和 603.3 万次现场监督监察。平均对每个生产经营单位进行了2.1 次现场监察,对每个高危行业的生产经营单位平均进行了 2.68 次现场监察。

2. 事故隐患排查治理

为了改善劳动者的生产条件,消除安全隐患,2006—2010 年,各级安全监管部门、煤矿安全监察机构一直致力于消除安全生产隐患,对生产经营单位展开了一系列的查处工作,总共查处生产经营单位的一般隐患 1 277.4 万项和重大隐患 11.6 万项,其中,查处了高危行业、领域的生产经营单位的一般隐患 627.4 万项和重大隐患 8.71 万项。通过采取一系列的措施,生产经营单位的一般隐患和重大隐患整改率分别达到了 96.1% 和 90.8%,其中,高危行业、领域生产经营单位的一般隐患和重大隐患还没有整改的只有 4.4% 和 5.1%。

3. 职业危害治理

根据中央机构编制委员会办公室文件《关于职业卫生监管部门职责分工的通知》(中央编办发〔2010〕104 号)的相关规定,安全监管部门、卫生部门、人力资源和社会保障部门分别对职业危害预防、职业病诊断治疗、职业病人社会保障进行监督管理。合理地调整了相关部门的职责,使分工更加细致明确,同时也明确了工会参与职业卫生监管方面的权利。

国家安全监管总局在职业卫生监管方面开展了以下工作：一是突出粉尘和高毒物品职业危害治理专项行动；二是努力完善职业安全卫生监督法规和技术体系，加强了对职业安全卫生监督的执法力度；三是建立并完善职业危害的申报备案制度，为企业员工建立职业安全卫生档案，加强职业健康的宣传教育；四是推行职业危险的监督检测和警示告知制度，加强对作业场所的监督检查。通过采取这些措施，职业安全卫生监查工作得到了深入的开展。

4. 重大危险源监管监控

2006—2010 年，为了保障劳动者和人民群众的安全和健康，国家加强了对重大危险源的监督管理和控制。有数据显示，驻地煤矿安全监察机构和地方各级安全监管部门在五年内累计登记注册 29.9 万处重大危险源，已采取安全监控措施的重大危险源累计 27.9 万处，监控率为 92.0%。

5. 严肃查处事故

为了加强对事故的查处工作，国家制定了《重大事故查处挂牌督办办法》，就是为了严肃事故责任的追究，并将发生事故的单位在政府网站等主流媒体上公布其挂牌督办的信息。

三、职业安全卫生管理的体制与机制

（一）职业安全卫生管理的体制

1993 年，国务院在《关于加强安全生产工作的通知》中正式提出了“企业负责，行业管理，国家监察，群众监督，劳动者遵章守纪”的安全生产管理体制。目前，中国现行的职业安全卫生管理体制体现了全面管理的原则，一方面政府部门对生产企业进行监督管理；另一方面政府部门进行协调指导，企业的职能机构和劳动者都要参与安全生产的过程中。它明确了国家、企业和劳动者之间的权利和义务，对劳动者的行为规范提出了具体的要求，同时加重企业在安全生产过程中的责任，保障了劳动者的相关权益，简化了管理，提高了企业效能。

企业负责是指企业在安全生产经营活动过程中出现的安全生产责任要由本企业承担。企业既是安全生产的主体，同时也是安全生产的具体实行者，因此，企业必须承担安全生产的责任和义务，健全企业安全管理的监督机制并贯彻落实，规范企业员工的不安全行为，减少安全隐患。

行业管理主要是指某些行业的主管部门，根据国家现有的政策、法律法规和行业标准对其负责的行业的安全生产进行指导、协调和监管。通过加强对行业所属企业的安全生产的监督管理，消除安全隐患，预防职业病和减少生产事故。

国家监察具有一定的独立性、公正性和权威性，国家监察部门根据中国现行的相关法律法规对全国的安全生产工作进行监察，有法可依、执法必严和违法必究是国家监察的首要职责。

群众监督主要是各级工会、社会团体和新闻媒体等依据国家相关法律法规对安全生产进行监督。其中，工会监督是群众监督的主要部分，工会在企业和员工之间，既要代表员工的利益，为员工争取更多的正当权益，根据国家法律法规的要求监督企业的安全生产；工会又要配合企业对员工进行安全知识教育，及时发现安全隐患，对安全生产中的问题提出整改意见，支持配合企业做好安全管理工作。

劳动者遵章守纪就是要求劳动者在劳动过程中，必须严格遵守安全操作规程。要“珍惜生命，爱护自己，勿忘安全”，广泛深入地开展“三不伤害”活动，自觉做到遵章守纪、遵纪守法，确保安全。

（二）职业安全卫生管理的模式

职业安全卫生的管理模式是建立在“安全第一，预防为主，综合治理”的基本方针之上的，为了实现这一基本方针而建立的安全生产行为方式和职业安全卫生管理组织形式就是职业安全卫生管理模式。

“安全第一”是安全生产过程中必须遵循的一个原则，只有在保障安全的前提下，企业才能有序地进行生产经营活动；“预防为主”就是要采取有效的措施消除安全隐患，定期对生产设施进行检修，保证设备正常安全运转，预防和控制安全事故的发生；“综合治理”是指由于中国安全生产形势复杂，安全生产工作具有艰巨性、长期性的特点，因此必须要遵循安全生产规律，利用经济、法律、行政和文化等手段，充分发挥社会各个方面的监督作用，解决安全生产领域中的各种问题。

（三）职业安全卫生管理的机制

1. 安全生产的综合管理机制

安全生产监督管理是专项监管、行业监管和综合监管三重监管相互协调、共同作用的结果。任何一项安全生产工作都会受到三重监管，无论哪一项生产工作都要由相应的部门进行专项监管，也会受到所属行业的行业监管，同时，都能找到负责相应监管职责的政府部门对其进行综合监管。虽然三重监管在监管体制中的地位有所不同，但是三重监管都是不可或缺的。三重监管的作用不同，专项监管是基础，行业监管是保障，综合监管是督促①。

2. 安全生产的激励与约束机制

激励是决定企业职工安全生产的主要因素之一，在激励机制中，企业可以通过加薪、升职等激励手段，将员工的目标与企业的目标有效地编织在一起，最大程度地使员工为企业的发展起到促进作用。一个合理的激励制度可以加强员工的集体意识，这也是一个企业的文化所在。

但是一个企业不能只有激励制度，约束机制同样重要，约束能够促进企业更加规范，更有条理。企业内部应该明确财务管理分工，财务部门内部要实行自我监督，财务监督部门要对财务进行监督审查，将财务管理做到规范化、制度化②。企业对员工的绩效考核不仅是一种约束制度，同样也是一种激励员工更加努力工作的方式。

3. 安全生产的教育培训机制

建立安全生产管理人员的教育培训机制，安全生产管理人员除了要通过安全生产管理知识考核，还要依法取得相关资格证，每年还要接受一定课时的安全培训；建立全员的安全教育培训机制，新员工入职之前必须要进行安全教育培训，老员工也要定期进行安全教育，生产新的产品或者更新设备之前都要进行必要的安全教育。安全教育培训要贯彻安全生产的始终，发现员工进行不规范操作时，监督管理人员要及时提醒并制止，以免事故发生。

4. 安全生产的设备管理机制

安全的生产环境和运转良好的生产设施是企业安全生产的基础，也是企业正常生产经营活动的保证。各种生产设备都要设有专门的负责人，对设备要进行定期的检查和维护保养，对重点安全设施应该予以优先处理，对于通过维护修理达不到安全要求的设备，要及时进行报废或更换处理。要避免操作人员对生产设备的违章操作，对员工人身安全有威胁的设备要进行及时维修，不能处理时应该做好记录上报有关部门，同时要制定出相应的防范措施，避免安全事故的发生。

5. 职业病的预防管理机制

建立完善职业病的预防管理机制，其目的就是为了加强职业危害防治管理，保障员工的职业健康，明确企业的职责，切实保障员工在劳动过程中的人身安全和合

---

① 仲俊生. 安全生产综合监管的体制建设[J]. 现代职业安全，2010(9)：62－65.

② 周启宏. 中小企业财务激励约束机制的研究[J]. 现代商业，2013(24)：152－152.

法权益。企业除了要加强对本企业职业危害防治制度的建设,提高职业危害防治的水平,还要贯彻实施,让职业危害防治落到实处;还要负责建立、健全公司职工的职业卫生档案和职业健康监护档案,定期组织职工进行体检;另外,企业相关部门要对有害因素进行预防性监测、日常监测的工作,并对作业场所进行定期的职业危害因素检测。

四、职业安全卫生管理体系认证

(一)职业安全与卫生管理体系标准化的建立

1. 建立背景

20 世纪 90 年代以来,由于职业安全和健康标准国际一体化的影响,国际标准化组织(ISO)一直致力于使职业安全与卫生管理体系(OHSMS)成为具有质量管理体系(ISO9000)、环境管理体系(ISO14000)同等规模的管理体系,但是一直没有成功。由于职业安全与卫生管理体系的核心、基本人权和劳工标准的问题不属于技术标准的范围,这方面的责任由国际劳工组织(ILO)承担。自 1999 年以来,国际劳工组织开始着手制定国际职业健康安全管理体系的文件,在 2000 年起草了《职业健康安全管理体系导则草案》(ILO - OSHSMS)。在 2001 年 6 月,《职业安全卫生管理体系导则》(ILO - OSH2001)由国际劳工组织理事会正式批准发布。

2. 职业安全与卫生管理体系的标准化

2001 年,原国家经贸委(该机构在 2003 年撤销)制定并发布了《职业安全卫生管理体系指导意见》和《职业安全卫生管理体系审核规范》,职业安全卫生管理体系开始在中国实施。职业安全与卫生管理体系的一个显著特征就是通过系统化的管理机制,强调、防止并消除所有的安全生产事故和职业危害,这是目前世界上广泛应用的一种先进的现代安全管理方法,与质量管理体系、环境管理体系并列为三大管理体系。

3. 职业安全与卫生管理体系的审核与认证

目前,中国的职业安全卫生管理工作是由国家安全生产监督管理局进行统一管理和宏观控制,同时,国家安全生产监督管理局授权职业安全卫生管理体系,认证指导委员会下设的职业安全卫生管理体系、认证机构认可委员会和职业安全卫生管理体系审核员注册委员会。

2000 年 7 月 31 日,由国家经贸委依法授权,成立了国家职业安全卫生管理体系认证机构认可委员会(评审委员会),负责对职业安全卫生管理体系认证机构进行评审、监督管理和再评价，具有很高的权威性。此外，评审委员会还要负责制定认证机构认可的相关工作文件，受理涉及有关鉴定和认证单位认证的投诉，建立和维护良好的权威性和公信力，促进职业安全卫生管理体系认证工作与国际惯例接轨。

中国职业安全卫生管理体系审核员的资格注册由注册委员会负责，注册委员会不仅有负责起草审核员注册资格的相关制度和标准的职责，还要负责对审核员进行培训、考核和注册等工作，此外，注册委员会也受理相关投诉。

(二)职业安全与卫生管理体系的理论基础

1. 戴明环理论

戴明环又叫质量环，是管理学中的一个通用模型，最早由美国质量管理专家戴明(Edwards Deming)博士进行广泛宣传，并应用于产品质量持续改进的过程中，是全面质量管理所应遵循的科学程序。全面质量管理活动的全过程，就是为制定和组织质量计划实施的过程，这个过程就是按照 PDCA 循环，周而复始的不停运转[①]。

2. PDCA 循环

PDCA 是由英语单词 Plan(计划)、Do(执行)、Check(检查)和 Act(处理)的首字母拼成的。计划就是组织对于目标、方针和对活动规划的制定，每个企业都会有自己短期或长期的计划，制订一个合理可行的计划是企业生产经营活动的第一步；执行就是具体执行既定计划中的内容，对于一个企业来说，制订一个计划很重要，但是如果不能很好地执行，计划就只是空谈；检查是对于执行的结果进行总结分析，找出存在的问题；处理是对检查的结果进行处理，总结经验，对于没有解决的问题提交到下一个 PDCA 循环中解决。

PDCA 循环是一个周而复始无限循环的过程，并不会在运行一次之后就结束。PDCA 循环是一个呈阶梯式不断上升的循环，而不是一直停留在一个水平上停滞不前的循环。通过一次循环会解决一些问题，也会留下一些问题或者产生新的问题，这些遗留的和新出现的问题就会提交给下一次循环解决，不断解决问题的过程就是水平不断提高的过程，也是管理手段不断优化的过程。

(三)GB/T28001 认证

GB/T28001 认证就是职业安全卫生管理体系认证，与质量管理体系和环境管理体系一并被称为后工业划时代的管理方法，是在 20 世纪 80 年代后期在国际上

---

① 廖君，刘敬忠，杜理平. PDCA 循环理论在持续改进实习教学中的运用[J]. 创新，2008(10)：11－13.

兴起的一种现代安全生产管理模式。

GB/T28001－2001(OHSAS18001:1999)标准为各类组织提供了结构化的运行机制,是唯一可用于第三方认证的职业安全与卫生管理体系标准。该标准对改善组织安全生产管理,对职业安全卫生工作的不断改进都有很大的帮助。

从 2012 年 2 月 1 日起,国家开始正式实施国家标准 GB/T 28001—2011《职业健康安全管理体系要求》。修订后的国家标准更加强调“健康”的重要性,与质量、环境管理体系标准更加兼容,对职业健康安全策划部分的控制措施层级提出了新要求。

第二节 职业安全卫生管理的手段与方法

一、职业安全卫生管理的手段

(一)职业安全卫生管理的行政手段

职业安全卫生管理的行政手段就是建立合理的国家安全生产运行机制,即政府监管与指导、企业实施与保障、员工权益与自律、社会监督与参与和中介支持与服务的安全管理运行机制。

1. 坚持实用有效的管理原则

(1)生产与安全统一的原则。在安全生产过程中必须将安全放在第一位,保证生产的安全性,以安全促进生产,在考虑生产效益的同时也要考虑安全;在管工艺、管技术的时候要考虑工艺安全和技术安全;另外,要遵循“谁主管、谁负责”的原则。

(2)“三同时”原则。对于新建、改建和扩建的项目,在项目生产设施进行设计、施工、投产时,其安全设施也要设计、施工和投产。

(3)“五同时”原则。企业的生产工作和安全工作要同时进行计划、布置、检查、总结和评比,不能只重视生产工作而忽视安全工作。

(4)“三同步”原则。企业不能仅考虑发展经济、技术改造、机制改革,对企业安全生产工作也要同时规划、同时实施、同时投产。

(5)“四不放过”原则。发生安全事故之后,以下四种情况坚决不能放过:没有调查清楚事故原因;没有对责任人员进行处理;没有对事故责任人和周围群众进行教育;没有制定相应的事故整改措施或者措施没有落实。

(6)安全否决权原则。企业经营管理工作的好坏不能仅用产量或者销售业绩来衡量,安全工作也是一个十分重要衡量标准。如果企业的安全生产指标都没有完成,那么企业其他指标的考核、评选也是没有意义的,因为安全生产指标具有一票否决的作用。

2. 安全管理制度

(1)安全生产责任制。根据基本的安全原则和安全生产法规对安全生产过程的各个环节实行层层负责的制度就是安全生产责任制。安全生产责任制是保障企业安全生产经营的最基本、最核心的安全管理制度,健全企业的安全生产责任制,不仅有利于改善员工工作条件,降低安全事故和职业病发生的概率,同时,也是促进贯彻落实国家安全生产的相关政策方针和劳动保护法规的一个重要手段。

(2)安全生产委员会制度。健全安全生产委员会制度,有利于指导协调企业的安全生产工作,解决安全生产工作中的重大问题,促进企业日常生产经营活动持续稳定的发展。

(3)安全审核制度。审核新建项目对生产设施和安全设施是否进行同时设计、施工、投产,定期对现有的工程项目进行安全审核,落实安全生产的制度、标准。

(4)事故报告制度。健全事故报告制度对一个企业有重要意义,不仅能够降低事故的损失,还能避免再次发生此类事故。安全生产事故发生之后,应该立即将事故的基本情况向主管部门报告,公司主管部门对于重大事故应当立即按照制度逐级上报,同时迅速采取措施进行救援。

(5)安全生产奖惩制度。安全生产奖惩制度是根据国家相关法律规定制定的,其目的是为了更好地贯彻国家安全生产的方针政策和法律法规,促进安全管理的各项规章制度的落实。根据“谁主管,谁负责;谁出问题,谁承担责任”的原则,可以根据情节的轻重对相关责任人进行相应的处罚,例如,书面检讨、通报全厂、停工反思和经济处罚等处罚手段。奖励可以根据实际情况实行精神奖励和物质奖励,物质奖励可以给员工发放奖金、奖品等,而精神奖励可以给员工授予荣誉称号。

(6)危险工作申请、审批制度。危险工作申请、审批制度是根据国家安全生产管理有关规定,为加强安全管理,保障员工的生命安全与健康特别制定的。危险作业人员进行危险作业需要有一定的专业技术,这是前提条件,有一定的实践操作经验则是完成危险作业的保障。危险作业人员在身体状况不好的时候是不能进行危险作业的,安全生产管理规定,有些危险工作禁止女工、老、弱、病、残人员作业,这也是出于对他们人身安全的考虑。一般情况下,要先提出进行危险作业的申请,经有关部门审核同意后才能进行危险作业。在抢险或处理紧急事故等特殊情况下，可以先进行危险作业暂不提出申请，但是事后要补办手续，由安全部门负责监督检查。

3. 安全检查

日常检查、定期检查、专业检查和不定期检查是企业常见的安全检查的四个部分，都是发现危险因素、预防安全事故的重要手段，采取有效措施消除安全隐患，以保证企业的安全生产。因此，无论进行哪一种安全检查工作，都要本着“边检查、边整改”的原则，贯彻落实企业安全检查的标准，积极认真地进行安全检查工作。

（二）职业安全卫生管理的法律手段

1. 建立系统、全面的法规体系

建立系统、全面的法规体系，不仅有利于解决目前职业安全卫生在立法工作中的诸多问题，还对明确有关部门的职责，使各级各类法规规范化有很大的帮助。除此之外，这也是政府监督企业安全生产的法律依据，能够有效地保障劳动者的合法权益，理顺劳动保护法规之间的关系。

安全法制管理就是根据现有的法律法规，利用法制的手段对企业安全生产的各个环节进行安全生产的监督管理。

2. 实施国家强制的安全生产许可制度

建立政府许可的执法机构执行国家安全监督、监察机制，贯彻国家安全生产法律法规。国家对企业进行监督管理，一般是采用行为监察和技术监察两种方式保证企业安全生产落到实处。另外，对于某些重要或者比较危险的岗位，国家则实行许可证制度和职业资格制度，例如，特种作业人员、高危行业的厂长经理（负责人）和安全生产的专管人员。

3. 建立两结合的政府监督体制

中国现阶段所实施的是由国家安全生产综合监督与各级政府有关职能部门专项监管相结合的安全监管体制，《安全生产法》中有明确体现。中国安全生产的执法主体是安全生产综合管理部门和相应的专门监督部门（公安消防、公安交通、煤矿监察、建筑、交通运输、质量技术监督和工商行政管理），各个部门合理分工、相互协调，共同对中国的安全生产工作进行监督管理。

（三）职业安全卫生管理的经济手段

1. 合理的安全经济手段

合理地调整生产设施和安全设施投入的比例，重视安全投资结构的关系，保证用于安全措施和员工个人防护用品的费用；合理地调整用于预防安全事故、职业病的费用，以及用于处理事故和进行整改的费用；调整企业硬件设施和企业安全文化的投入比例等。

2. 参与保险

保险是进行风险转移的常见手段，参与保险能够有效降低事故损失，起到风险分散的作用。

3. 经济惩罚制度

制定完善的违章和事故罚款制度，对于违章的员工采取相应的经济处罚措施，处罚的力度可以随违章次数的增加而增加。

4. 风险抵押制度

推行安全生产抵押金制度，在项目动工之前由项目承包者交纳一定的安全抵押（保证）金，在项目完成之后进行评估处理。

5. 安全经济激励（奖励）制度

建立一个与工资挂钩的安全奖励制度，对于在一定期限内没有违章操作的员工给予一定的奖励，以激励和促进安全生产工作。

（四）职业安全卫生管理的文化手段

对职业安全与卫生管理的文化手段有狭义和广义两种理解。狭义的理解，主要是指有关职业安全卫生的宣传、教育、文艺等文教手段。广义的理解，指对于建立和改善员工职业安全卫生意识和行为有促进作用的手段，都是职业安全卫生管理的文化手段。

企业文化的重要组成部分就是企业安全文化，企业通过对工作的总结和对其他优秀企业借鉴等方式，对如何预防各种常见的安全事故和职业病，形成一套专属于本企业的思想理念和工作方法。让全体员工有共同的安全目标和价值标准，共同遵守企业的规章制度，营造出良好的企业安全文化氛围。

职业安全卫生管理的文化活动形式有以下四种。

1. “三个第一”

开年的第一个大会是“安全大会”，第一个文件是“安全文件”，第一项活动是“安全宣教”。以会议、广播电视宣传和组织员工学习等方式强调安全的重要性，提醒员工在工作中要把安全放在第一位，为全年的安全生产工作开好头。

2. “三个一”工程

车间一套挂图，厂区一副图标，每周一场录像。用宣传挂图、标志实物建设，组织员工一起观看安全录像片等方式增强员工的安全意识，增长安全知识。

3. 标志建设

警告标志、指令标志、禁止标志。在员工作业的地方，设置各种标志，用来警示提醒员工，潜移默化地提高员工的安全意识，避免安全生产事故的发生。

4. 宣传墙报

在企业专门的宣传栏，宣传各种安全常识、安全事故教训，在楼梯的台阶上面贴安全宣传标语等，时刻提醒员工把安全作为第一要义。

除了以上方法外，企业还可组织开展安全知识竞赛、有关安全生产的演讲比赛、安全专场晚会、班组安全建设“小家”开办安全警告会、现场安全正计时、安全汇报会和安全庆功会等。

二、职业安全卫生管理的方法

安全检查表法、“手指口述”安全确认法、检修“ABC”法和无隐患管理法是职业安全卫生管理常用的方法，通过这四种常用的方法，企业能够有效找出安全隐患，规避风险。

（一）安全检查表法

在安全检查的过程中，安全检查表运用十分广泛，是安全系统中最初步、最基本的一种形式。安全检查表是进行安全检查的比较有效的工具，对于发现企业在安全生产中的潜在危险有很大作用。除此之外，安全检查表法不仅能够监督落实安全法律法规，对加强企业安全管理，也是一种最通用的安全评价方法，被广泛应用于系统的各个阶段以及事故调查过程。

安全检查表法将要检查的项目编制成表格的形式，在进行安全检查时用表格对照检查，在检查项目系统性和完整性时，很少会遗漏导致危险的关键因素，这是安全检查表法能够保证安全检查质量的原因。另外，安全检查表采用提问的方式，让被检查人回答问题，能够让被检查的人员知道正确的作业方法和规范的操作步骤等，从而起到安全教育的作用。在编制安全检查表的时候，会对系统进行一个全面、完整的安全分析，因此，使检查人员对系统有一个更加深刻的认识，更加有利于发现系统的危险因素，排除安全隐患。

（二）“手指口述”安全确认法

“手指口述”安全确认方法是从日本引进的，通过手指、口述的方式确定作业的关键位置，达到准确规范操作的目的，在进行作业时运用这种方法还有集中注意力的效果。由于这种安全确认法简单易学，适用操作性强，因而广泛应用于矿山等危险性较大的行业，起到安全确认的作用，提高工作效率。

具体来说，就是用精炼易记的词语将操作规范和注意事项都概括进去，员工在作业开始之前，先用“手指口述”的方法对关键部位进行确认，防止在作业时出现判断和操作上的失误。让员工在具体操作前，用心想、眼看、手指、口述的方式进行岗位描述，确认操作规范、注意事项以及工作环境的安全状况；让员工在工作中经常口述安全操作的步骤，使员工潜移默化地熟悉安全操作，形成良好规范的操作习惯，达到提高安全意识和操作技能的目的，减少操作失误，降低安全事故发生概率。

（三）检修“ABC”法

企业在定期的大、小检修时，检修的时间比较短，检修项目和交叉作业比较多，情况比较复杂，会给检修工作带来一定的难度。为了确保安全检修，企业一般会利用检修“ABC”法，将要检修的项目分为 A，B，C 三类，把重点管理项目分为 A 类，一般管理项目分为 B 类，次要的管理项目分为 C 类，实行三级管理控制。利用检修“ABC”法可以对企业检修时纷乱复杂的项目进行分类，突出重点，提高检修效率，避免检修点遗漏。

（四）无隐患管理法

无隐患管理法是建立在现代事故金字塔认识基础之上的，想要消除安全事故必须要从消除安全隐患入手，因为任何安全事故都是从隐患的基础上发展起来的。企业要用无隐患管理法对企业进行安全管理，就要解决对隐患的识别、分类、分级、检测、统计和分析等技术问题。企业在日常生产经营过程中利用无隐患管理法进行安全管理，对安全生产过程中出现的隐患，采取措施进行有效的治理，消除安全隐患，才能实现预防事故的目的。

三、职业安全卫生教育与培训

安全教育在企业安全活动中起到了十分重要的作用，不仅能够增强员工的安全意识，改变员工对安全活动及事物的态度，还能达到传递企业安全生产经验的目的，让员工的行为更加符合安全生产规范。有计划地开展安全教育工作，有利于提高全体员工的安全意识，进一步提高全体员工的安全生产技术水平，使员工在作业操作时更加趋近于操作规范和标准，对预防安全事故和职业病起到十分重要的作用。常见的安全教育形式主要有三级安全教育、日常安全教育和专门安全教育三种。

（一）三级教育

三级安全教育是指公司、部门、岗位三级教育，主要是针对新员工的安全教育，例如，新调入的工人、管理者、学徒工、临时工、合同工和实习人员等，是企业安全生产教育的基本对象。新员工在入职之前，企业必须对其进行有关岗位的注意事项和操作方法的培训，受教育者经考试合格后，方可上岗操作。

1. 公司安全教育

所有新员工在进入工作岗位前，企业都要对其进行国家相关安全法规、企业相关制度和安全常识的安全教育，培养员工的安全意识。

2. 部门安全教育

新员工在进入具体生产部门时，部门主管或安全员要对新员工讲明本部门的安全标志、应急措施和疏散路线，让新员工对工作环境有深入全面的了解，在发生紧急情况时能从容应对。

3. 岗位安全教育

新员工进入具体工作岗位时，要由班组长对其进行岗位安全教育，岗位安全教育完成之后才能开始工作。主要是让新员工了解该岗位安全操作的规程、安全防护物品的使用以及该岗位的注意事项和应急措施。危险岗位都要先进行严格的训练，只有考核合格才能上岗。

（二）日常安全教育

日常安全教育是指企业有关部门有计划地对员工进行各类安全教育，每月、每季、每年的安全教育都是由相关部门统一安排制订计划并负责执行落实，在制订部门、企业的教育计划时，必须将职业安全作为一个重要项目列入其中。

1. 经常性安全教育

定期组织员工进行班组安全学习；不定期地开展事故分析会、典型经验宣传教育等；向员工宣传各种消防知识、急救知识和夏季防暑常识等。

2. 季节教育

考虑到每个季节的安全生产都有不同的特点，企业要开展有针对性的安全知识和安全思想教育，例如，夏天提醒员工防暑，给员工传授防暑小知识。

3. 节日教育

有统计表明，节假日前后各种责任事故发生的概率比平时要高许多，主要是由于员工在节假日前后情绪波动较大，在进行安全生产工作时注意力不集中，导致发生安全事故，因此在节假日前后对员工开展有针对性的安全教育是必要的。

4. 检修前的安全教育

企业的生产设备一般都要定期进行检修，但是检修期间人员多、交叉作业也多。繁多复杂的检修任务又要在短时间内完成,既要保证检修质量,又要保证企业日常生产经营计划不被打乱,所以在检修前进行安全教育是很有必要的,可以在很大程度上提高检修效率,降低检修时发生安全事故的概率。

（三）专门安全教育

由于一般安全技术知识教育是针对全体员工的,对于不同工种的作用不一样,对特殊工种的作用很有限。对于操作者本人和周边设施的安全有重大危害因素的特殊工种,主要是靠基层管理人员根据该工种的特点,有针对性地进行安全技术知识教育。

由于特殊工种操作不慎可能会给操作者本人或其他人造成人身伤害,因此,针对特种作业人员的专门培训至少要包含专业技术知识、安全操作技能和安全教育三方面的内容。在上岗前对其进行严格的培训和考核,对合格者由劳动部门颁发特种作业安全操作许可证,对不合格者严禁上岗,另外,安全技术知识要及时进行更新。

四、职业安全文化建设

职业安全文化是指企业通过总结、学习和借鉴等方式,形成适合本企业的实际情况,针对如何预防常见安全事故和职业病的思想理念和工作方法,是企业文化的重要组成部分。安全文化的核心就是以人为本,这个观念已经越来越得到社会公众的认同。企业的安全文化建设要从本企业的实际出发,针对安全管理过程中存在的问题,立足于持久、长远、解决本质问题的角度构建和完善安全文化,从物质、制度、精神三个层面建设一个系统的、科学的、完整的职业安全文化,才是安全文化能长期存在并得以持续发展的关键所在。

（一）职业安全物质文化

物质层面的职业安全文化是基础。企业通过改善员工的作业环境、增加安全设施和安全用品、建设各种文化设施等,保障员工的人身安全,满足员工对安全生产的需求,起到激励员工的作用。建设完备的安全设施是实现本质安全的基础,比如,在醒目的位置挂放安全警示标语,对设备定期检查评估,对安全科技加大投入资金数量等。物质层面的安全文化是可以通过监督发生明显变化的,因此加大监督管理的力度对物质层面的安全文化建设是十分重要的。

（二）职业安全制度文化

职业安全制度文化会对企业员工形成正式约束,细致、完善的安全制度可以规范员工的行为,使有益于安全的行为得到鼓励,有损于安全的行为得到惩罚,从而使员工的行为趋于安全规范。企业的安全生产规章制度确定了安全生产行为规范,形成了领导责任制,从明确责任、履行责任到追究责任的闭环网络①。

制度层是职业安全文化的中间层,规范了企业员工在安全生产过程中的行为,规定了企业在生产经营活动中的安全行为准则,并要求全体企业员工都要遵循。例如,企业安全生产责任制度、教育制度、检查制度及各工种的安全操作规程等管理制度和操作规程。对于特定的企业而言,学习同行企业的安全制度,根据本企业的特点加以改进是制度层面安全文化建设的一个方法。

(三)职业安全精神文化

职业安全文化建设要通过建立制度、宣传、教育培训和采取激励措施等方法,让全体员工有共同的安全目标和价值标准,把安全文化做成一种行为习惯和思维模式,在企业内部营造一种安全气氛。通过召开安全专项会议、设置警示标志和宣传墙报等形式,对员工的安全意识进行强化,企业领导和全体员工共同遵守安全生产基本制度和准则,了解其安全价值和标准。

物质层、制度层和精神层是一个不可分割的有机整体,都是职业安全文化的重要组成部分,缺一不可。物质层是职业安全文化中的基础和外在表现,是员工进行安全生产的保障,同样也是精神层和制度层的物质载体;制度层是职业安全文化的骨架,制约和规范着物质层和精神层的建设,想要建设良好的职业安全文化,严格的规章制度是必要条件;精神层则是整个职业安全文化的核心,是物质层和制度层的思想内涵,也是企业全体员工拥有共同安全生产目标并为之付诸努力的前提条件。

当然,在安全文化构建的过程中也会遇到很多问题。第一,形式主义。有些组织对安全文化建设不够重视,或者找不到安全文化建设的方法,容易将文化建设工作表面化、形式化。第二,照搬照抄,不结合自身的实际情况,一味地模仿照搬其他企业的安全文化模式,使安全工作虚化。第三,急功近利。安全文化构建的目的就是让企业员工把安全文化做成一种行为习惯和思维模式,但这是一个潜移默化并且长期的过程,不能奢望在很短的时间内会有很好的效果,急于求成反而不利于企业安全文化的建设。

---

① 王新. 浅谈企业安全文化建设[J]. 甘肃科技纵横,2008(1):94.

第三节 职业安全卫生管理的法律体系

一、职业安全卫生法规的性质与作用

(一)职业安全卫生法规的概念

职业安全卫生法规是国家法律体系中的重要组成部分,是有关职业安全卫生各种法律规范的总和,也是人们在安全生产过程中的行为准则之一,保障劳动者在生产过程中的安全与健康,调整与生产资料和社会财富安全保障有关的社会关系。如国家机关制定的各种职业安全卫生方面的法令、条例、规程、决议、命令、规定或指示等规范性文件。

职业安全卫生法规可以分为广义和狭义两种。从广义上说,只要是为了保护劳动者、生产者的利益和国家、社会利益而制定的法律法规,都是职业安全卫生法规,例如,关于安全生产技术、工伤保险、职业技术培训、安全工程、工会组织和民主管理等方面的法规。从狭义上说,职业安全卫生法规是指国家为了保障劳动者在生产过程中的安全与健康,改善劳动者工作条件,以及保障安全生产的法律规范。例如,有关工作时间、休息时间和节假日的规定,对未成年人和女工的特殊保护的规定等。

我们通常所说的职业安全卫生法规,是指有关生产过程中的法律、规程、条例、规范的总称。例如,国家和地方政府制定的有关职业安全卫生、安全生产、劳动保护等方面的法律法规均属于职业安全卫生法规范畴。

(二)职业安全卫生法规的性质

中国的社会主义法制不仅是为了保障和促进物质文明和精神文明建设,更是实现人民民主专政的重要工具。社会主义法制健全与否,不仅取决于是否有完备的法律和制度,还取决于这些法律和制度在现实生活中是否真正地得到了遵守和执行①。

目前,以《宪法》为依据,由有关法律、行政法规、地方性法规和有关行政规章、技术标准相互补充和协调,是中国的职业安全卫生法规体系的显著特征,但由于这些法规的制定发布机关不一,其效力和形式也有所不同。

---

① 程根银.安全科技概率[M].江苏:中国矿业大学出版社,2008:116.

（三）职业安全卫生法规的作用

1. 保护劳动者的合法权益

中国职业安全卫生法律法规是以安全生产、保障劳动者的安全健康为前提的，是企业进行安全管理的依据，从管理上规定了员工安全行为规范，对员工进行生产的生产设施和技术做了相关规定，保障企业员工的人身安全。

2. 促进生产和经济的发展

安全生产与企业的利益密切相关，职业安全卫生的法规保障了企业员工的健康安全。只有这样员工才能安心为企业付出，一心一意为企业创造利益，激发员工的劳动积极性和创造力，提高工作效率，促进生产和经济的发展。

3. 促进改革和社会稳定

职业安全卫生法规是一种法律规范，具有约束力，通过安全生产立法，有利于国家对安全生产工作的推动，有利于指导和推动劳动体制的改革。

二、职业安全卫生管理的法律体系

中国的职业安全卫生管理的法律体系是由若干层次构成的，这是由中国立法体系的特点以及安全生产法律法规调整的范围所决定的，按层次高低分为：国家根本法、国家基本法、劳动综合法、安全生产与健康综合法、专门安全法、行政法规和安全标准。

（一）相关法律

1.《中华人民共和国宪法》

《中华人民共和国宪法》是国家的根本大法，其他一切法律、法规在制定时都要以此为准则，不得与此冲突，具有最高的法律效力。《中华人民共和国宪法》有关职业安全卫生的规定主要表现在规定职工的工作和休假时间、创造劳动条件、加强劳动保护、保护妇女权益和男女同工同酬等。

2.《中华人民共和国刑法》

《中华人民共和国刑法》是国家的基本法，对于违反各项劳动安全健康法律法规的企业或个人，视情节严重程度做出了相应的刑事责任处罚。迄今为止，已经有8个《中华人民共和国刑法》修正案由全国人大常委会审议通过，其中，2006年9月29日审议通过的《中华人民共和国刑法》修正案（六）修改和补充了有关安全生产犯罪的条文，对安全生产违法行为的处罚加大了力度，对于瞒报和谎报安全生产事故增加了贻误事故抢救罪等。

3.《中华人民共和国劳动法》

《中华人民共和国劳动法》是职业安全卫生的基本法,中国各项职业安全卫生专项法律法规的制定都要以此为依据,在职业安全卫生领域起到了基本法的作用。促进就业、劳动合同、工作时间和节假日、工资、劳动安全卫生、女职工和未成年工特殊保护及劳动争议等都是《中华人民共和国劳动法》中与职业安全卫生相关的部分。《中华人民共和国劳动法》在调整劳动关系、保护劳动者的合法权益、促进社会和谐与经济发展等方面起到了重要的作用。

4.《中华人民共和国安全生产法》

为了加强安全生产监督,细化安全生产管理,防止和减少安全事故的发生,自2002年11月1日起中国开始施行《中华人民共和国安全生产法》。《中华人民共和国安全生产法》主要包括从业人员的权利和义务、安全生产的监督管理、安全生产经营单位的安全生产保障、生产安全事故的应急救援与调查处理等方面的内容。

5.《中华人民共和国矿山安全法》

《中华人民共和国矿山安全法》中矿山建设的安全保障、矿山开采的安全保障、矿山的安全管理、矿山安全的监督与管理和矿山事故处理等内容是与职业安全卫生相关的,制定《中华人民共和国矿山安全法》的目的主要是为了防止矿山发生安全事故,保障矿山生产安全,保护矿山职工人身安全,促进采矿业的发展。

6.《中华人民共和国职业病防治法》

为了保护劳动者安全和健康的相关利益,预防、控制和消除职业病危害,中国从2002年5月1日开始实施《中华人民共和国职业病防治法》,前期预防、劳动过程中的防护与管理、职业病诊断与职业病病人保障、监督检查和法律责任等内容都与职业安全卫生相关。

(二)职业安全卫生管理的相关法

1.《中华人民共和国全民所有制企业法》

《中华人民共和国全民所有制企业法》对企业贯彻落实安全生产责任制,改善企业员工的劳动条件、保护作业场所的环境与安全和进行安全生产等方面都做出了相应的规定。

2.《中华人民共和国标准化法》

《中华人民共和国标准化法》对产品的设计、检验、生产和使用等方面做出了相应的标准和要求,对于建筑工程的设计、施工方法和安全要求也设置了相应的评判标准。

3.《中华人民共和国消防法》

为了预防火灾并减少由火灾引起的损失,保护公民人身和财产安全,保护公共财产安全等,《中华人民共和国消防法》中包括了火灾预防、消防组织、灭火救援等内容。

4.《中华人民共和国突发事件应对法》

从 2007 年 11 月 1 日起施行的《中华人民共和国突发事件应对法》,是中国第一部规范突发事件应对行为的法律,包括预防与应急准备、检测与预警、应急处置与救援、事后恢复与重建等内容。

其他法律,如《中华人民共和国妇女权益保障法》《中华人民共和国环境保护法》《中华人民共和国卫生防疫法》《中华人民共和国工会法》中部分条款也与职业安全卫生有关,因而也属于此类。

(三)职业安全卫生管理的相关行政法规

职业安全卫生管理的相关行政法规是指由国务院组织制定并批准公布的,为实施职业安全卫生法律或规范安全管理制度及程序而颁布的条例、规定等,如《国务院关于预防煤矿生产安全事故的特别规定》《危险化学品安全管理条例》《特种设备安全监察条例》《工伤保险条例》《中华人民共和国尘肺病防治条例》《国务院关于特大安全事故行政责任追究的规定》等。

(四)国际劳工公约

《国际劳工公约》是一种国际职业安全卫生法律规范,此类职业安全卫生法律法规并不由国际劳工组织直接实施,而是作为一种参考依据,让采用的会员国批准并制定国内职业安全卫生法规。经中国批准生效的《国际劳工公约》是中国职业安全卫生管理法规的一个重要组成部分。

国家权力机关批准《国际劳工公约》之后,批准国有义务采取一定的措施使已批准的公约发生效力,并且还负有实施已批准的劳工公约的义务。新中国成立后,已加入的条约有《作业场所安全使用化学品公约》《三方协商促进履行国际劳工标准公约》等。

本章小结

国家通过制定相关法律法规保障劳动者在劳动过程中的个人权益,对不同的行业和领域都设有专门的职业安全卫生监管机构进行监督指导,以确保企业安全生产和劳动者人身财产安全。

目前,中国实行的"企业负责,行业管理,国家监察,群众监督,劳动者遵章守纪"的安全生产管理体制,要求企业承担在生产过程中出现的生产责任,行业主管部门根据安全生产的相关法规和标准对该行业或领域的安全生产进行监督管理,国家一般采用行为监察和技术监察方式进行安全生产监督,员工有权依法对企业的违法行为进行监督。

企业是通过完善企业的安全生产设施,制定相应的企业安全制度,建设企业安全文化,保障员工的人身安全,满足员工对安全生产的需求。企业通过采取行政手段建立合理的国家安全生产运行机制,运用法律手段强化安全管理和实行国家劳动保护监察,通过经济手段调整安全投资结构,用文化手段对员工的职业安全意识加以强化,达到预防安全事故和职业病的目的。企业常见的安全教育形式主要分为三级教育、日常安全教育和专门安全教育,通过对企业员工进行培训和安全教育,提高员工的操作技术和安全意识,让员工在工作中少犯错,降低事故发生的概率。

有关职业安全卫生的法律法规统称为职业安全法规,国家通过立法规范企业的安全生产行为,排除安全隐患,减少安全生产事故,预防和控制职业病危害,保障员工的合法利益,促进社会稳定和经济发展。

思考题

1. 怎样对职业安全卫生进行监管?
2. 目前企业对职业安全卫生的管理模式是怎样的?
3. 企业关于职业安全卫生管理的手段有哪些?
4. 如何建设企业安全文化?
5. 职业安全卫生法规的概念是什么?有什么作用?

案例讨论

案例1　男子打工患矽肺病　煤矿以工龄短拒绝治疗

王某是山东普通农民,今年39岁。2009年,经人介绍到山西省某市黑金煤业有限公司所属煤矿(简称"黑金煤业")当掘进工,从此没有再换过工作。2011年11月,工地上发生一起意外事故,使他知道自己患上了矽肺病。

2011年11月10日下午3点左右,王某在矿井下工作面工作时,衣服不慎绞在钻杆上，胸口随即撞在钻杆上，但他并没有立即去医院。据他后来描述，当时只觉得胸口疼，但是想着自己年轻力壮，应该不会有什么大碍，第二天起床后，发现自己的胸口像要裂开一般，于是向领导请假去大医院进行检查，X 光片结果显示其左侧第 8 肋软骨骨折。得知该消息后，黑金煤业根据该医院诊断结果支付了所有的治疗费。住院治疗一段时间之后，王某觉得胸口的疼痛感并没有好转，反而更加剧烈了，甚至有呼吸不畅等症状出现。于是，王某的主治医师带其做了进一步检查，发现他患上了矽肺病。医生表示这是一种常见的职业病，这种病的发病原因主要是长期在矿井下工作，吸入了大量的有害气体，需要尽快治疗。王某立即带着这份诊断书与黑金煤业负责人协商赔偿事宜，要求该煤业公司继续支付后续治疗费用，没想到遭到无情拒绝，该公司称工作时间太短不可能患有职业病。

面对这种情况，王某感到绝望，工友建议他去山西省农民工法律援助工作站寻求帮助。该工作站律师刘景热情接待了他并为其提供法律援助。刘景首先就王某肋软骨骨折的工伤案件，帮助王某进行了劳动关系确认，2012 年 3 月 1 日，王某申请劳动关系确认仲裁。2012 年 3 月 8 日，该市劳动争议仲裁委员会判决王某与黑金煤业存在劳动关系。尽管如此，王某与黑金煤业在之后的工伤协商赔偿中未能达成共识。2012 年 4 月，王某向劳动争议仲裁委员会申请仲裁。2012 年 5 月，该市劳动争议仲裁委员会根据当地的标准对这件事做出了裁决，黑金煤业应向王某支付各项工伤赔偿金 54 689.8 元。

但王某对裁决结果极度不满，他认为，赔偿金与自己所遭受的不幸完全不能画等号。在刘景律师的帮助下，王某很快向该市人民法院提起民事诉讼，经过法院的审理，法院判决由王某所在公司支付他各项工伤保险赔偿金共 98 651.6 元。黑金煤业不服从一审判决，于 2012 年 8 月向该市中级人民法院提出诉讼，二审结束，但迟迟未见判决书发出，王某陷入了无尽的等待中。

王某在等待工伤赔偿诉讼的同时，还在刘景的帮助下进行职业病的工伤认定。2012 年 10 月 13 日，山西职业病医院诊断王某为煤工尘肺病一期职业病，刘景陪同王某一起去申请工伤认定。2012 年 12 月 14 日，该市人力资源和社会保障局下达认定书：王某所患的职业病为工伤。2013 年 2 月 20 日，黑金煤业向该市中级人民法院提出行政诉讼，要求撤销该市人力资源和社会保障局下达的工伤认定书。律师刘景用手中的一系列证据证明该工伤认定书的准确性，以及王某一直在给公司工作的证据。2013 年 5 月，该法院判决维持人力资源和社会保障局下达的工伤认定书。黑金煤业再次上诉，但法院审理后迅速做出了维持原判的决定。

当记者再采访王某时，王某状态十分差，期待却又绝望地告诉记者，他虽然胜诉了，但几个月过去了，公司并未给出任何答复。他为了这场长久的官司已经负债累累，他说他不知道原来维护自己的权益会这么累，加上无钱治疗，矽肺病已经使他呼吸十分不畅，说话有些吃力。记者对此深表同情，并在当天采访了黑金煤矿的负责人，负责人告诉记者，公司正在等待外伤的判决书下来，判决书一到公司就会按照判决书上的判决对王某的外伤和职业病一起进行赔偿。可是判决书要迟到多久呢？王某得到的赔偿用于还清债务后还会有余钱治疗吗？

案例 2　职业卫生监管机构只处罚，不培训、不管理

2010 年 7 月上旬，江苏省某市的疾控中心向卫生局报告，发现在 2009 年和 2010 年中，共有 3 名被诊断为一期电焊工尘肺病患者，都是该市某船舶有限公司的员工。在接到报告之后，该市卫生局立即派卫生监督员对该公司进行监督检查。经调查发现，该公司的陈某等三名员工在被确诊为一期电焊工尘肺病之后，公司一直没有向该市的卫生局报告。另外，经调查发现，该公司违反了《职业病防治法》的规定，并没有为接触职业病危险因素的操作工人建立职业健康监护档案，除此之外，在该公司员工周某离职时并没有安排周某进行离职前的职业病体检。

2010 年 8 月 10 日，该市卫生局对该公司下发了《行政处罚听证告知书》，而该公司并未在规定时间内举行听证会。2010 年 10 月，该市卫生局按照相关法律给予公司警告的处罚，并对该公司进行罚款 25 000 元的处罚，同时责令该公司在 10 日内安排离职人员进行职业体检，并改正其违法行为。但是，该公司对该市卫生局的行政处罚表示不服，并于 2010 年 12 月向该市人民政府提出行政复议的申请。该市人民政府经复议审核，做出了维持该市卫生局的行政处罚决定。该公司依然不服，并于 2011 年 2 月上诉至该市人民法院，并要求该市卫生局撤销对其的行政处罚。2011 年 4 月，该市人民法院通过对该案的审理，当庭宣判维持卫生局行政处罚的决定。

本案争议的要点即该公司不服行政处罚的原因，主要在于该公司认为卫生监督所只不过是卫生局的下属事业单位，而不是行政单位。虽然卫生监督所对该公司的培训进行了指导，但是卫生局却没有对该公司进行管理、指导和培训，卫生局只处罚不培训的做法与立法宗旨相违背。

而卫生局认为，经市政府批准成立的卫生监督所，是卫生局下属行政型事业单位。卫生监督所受卫生局的委托，进行日常的卫生监督工作和行政执法工作。在

《职业病防治法》实施之后，该市卫生监督所指导监督该市的职业病防治工作，而卫生局也参加了专门的培训会议，并且签收了职业病防治的《卫生监督意见书》。因此，该公司说市卫生局只处罚不培训的情况并不属实。

市卫生局之所以能在此案中胜诉，重要的原因就是认定事实清楚和程序符合规定，这也是市卫生局依法行政的结果。坚持依法行政，对具体的行政行为负责，尽量做到公平公正，这是行政机关在处理日常事务的过程中必须要做到的。另外，要明确执法的主体，卫生局责令该公司改正违法行为是行政的强制措施。而在处罚决定书中要求该公司对离职人员进行离职前的职业体检，其实是本着处罚与教育相结合的原则，促使该公司改正违法行为。

第三章　职业安全卫生事故的管理与预防

学习要点

通过本章的学习,了解和领会职业安全卫生事故的类型、构成要素及特性,掌握职业安全卫生事故的预防和急救措施;了解和领会职业危害的类型及起因,掌握个人防护用品的功能及使用方法,掌握职业中毒的常见急救方法。

关键概念

事故;特别重大事故;重大事故;较大事故;一般事故;职业危害;危险源;危险源的辨识;伤害;职业中毒;急性中毒;慢性中毒;亚急性中毒

第一节　职业安全事故

一、职业安全事故的类型及构成要素

(一)职业安全事故的类型

为了对事故进行科学系统的研究,探索事故发生的规律并掌握预防措施,我们首先需要对事故进行分类。事故按照不同的分类方法可以分为以下几种类型:

1. 按照属性分类

按照事故的属性可以将事故分为自然事故和人为事故。

(1) 自然事故,简而言之就是由自然灾害造成的事故。比如,地震、旱灾、大风、冰雹和强降雨引发的洪水等所造成的事故。目前,我们对这类事故还不能采取一定的手段防止它们的发生,我们能做的只有通过现有的科学技术预测并尽量减轻事故所造成的破坏和损失。

(2) 人为事故,顾名思义是指由人为因素造成的事故。人为事故是能够通过一系列的手段预防的。美国 20 世纪 50 年代统计资料显示,在美国发生的 75 000

件伤亡事故中,天灾有 1 500 件,只占伤亡事故的 2% 左右,也就是说有 98% 的事故是由人为因素造成的。因此,我们说绝大多数的事故是可以预防的①。

2. 按人员伤亡情况分类

按照事故中人员的伤亡情况,可以将事故分为伤亡事故和一般事故。

(1)伤亡事故是指发生在企业日常经营管理中的,直接或间接关系到企业管理、劳动环境、工作条件和厂房装置等内容,与工作人员意志相违背的急性中毒、人身伤害等事故。其中,在生产区域中所发生的伤亡事故称为工伤事故。根据 GB6441—1986《企业职工伤亡事故分类》,按照受伤程度,可以把事故归为三类,依照从轻到重的顺序依次是:轻伤、重伤和死亡。①导致组织、器官构造等一定程度的伤害或局部功能障碍的伤害,并且使工作日损失低于 105 天的伤害称为轻伤。②重伤是更加严重的失能损害,与轻伤相比,重伤所造成的工作日损失更长,一般为 150 天以上。③伤害程度最大的是死亡,造成的工作日损失也是最长的,一般为 6 000 天。同时,死亡也包括伤者在受伤 30 日以内死亡,或者死亡的原因是食物中毒引起的。

(2)一般事故是指受伤轻微或者人身没有受到伤害的事故。没有造成人员伤亡的事故通常又被称为无伤害事故或者是未遂事故。

3. 按造成结果的惨重程度分类

按照事故造成伤害(伤亡或经济损失)的严重程度,将事故细分为特别重大事故、重大事故、较大事故和一般事故。

(1)特别重大事故是四类事故中后果最为严重的事故,当死亡人数达到 30 人以上(含 30 人)或者重伤人数达到 100 人以上,或者经济损失在 1 亿元以上时,就可以归类为特别重大事故。

(2)造成的后果比特别重大事故稍轻的事故是重大事故,当死亡人数在 10 ~ 30 人,或者重伤人数在 50 ~ 100 人,或者造成的经济损失在 1 000 万元和 1 亿元之间时,即为重大事故。

(3)较大事故是介于重大事故和一般事故之间的事故,当造成 3 ~ 10 人死亡,或者导致重伤人数在 10 ~ 50 人,或者造成的经济损失在 1 000 万元到 5 000 万元的事故为较大事故。

(4)造成结果的惨重程度最轻的是一般事故,当死亡人数在 3 人以下,或者重伤

---

① 王海勇. 企业常见事故案例分析与控制[M]. 北京:气象出版社,2005:3.

人数在 10 人以下，或者造成的经济损失小于 1 000 万元时，就被划定为一般事故。

(二)职业安全事故的构成要素

职业安全事故的发生是各种缘由或因素造成的。人的不安全行为、物的不安全状态、环境的危险和较差的管理是导致职业安全事故发生的重要因素，被称为事故的 4M 构成要素。其中，人的不安全行为和物的不安全状态在整个事故原因中占据主要的份额，占到 95% 左右，被认定是事故的直接原因和主要原因。各种事实和实践都证明，当物的不安全状态和人的不安全行为在同时和同一空间共同影响着事故本身的时候，就以最大的可能性导致了职业安全事故的发生。因此，当我们了解事故发生的主要原因以后，就可以着重从人和物两方面进行管理，进而减少事故发生的可能性，并减少可能的损失。

二、职业安全事故的特性及原因

(一)职业安全事故的特性

通过了解，我们发现事故具有自身的属性，主要包括事故的普遍性、突发性、客观存在性、因果性、隐蔽性和可预防性。

1. 普遍性

各种各样的危险广泛存在于自然界中，人类生产生活中也有各种危险。各种危险和可能性的存在使事故具有了普遍性。安全事故在我们身边普遍存在，仔细回想，我们会发现身边时常有事故发生。

2. 突发性

突发性是事故的又一特性。我们很难知道事故在什么时候、什么地点、以怎样的形式、怎样的规模发生，包括如果事故发生以后会带来怎样的后果都是不能确定的。

3. 客观存在性

自然界的一切事物是客观存在的，包括事故。所以说客观性是事故的又一大特性，并且事故是绝对存在的。人们在生产生活中采取一定的措施预防事故，只能延长事故发生的时间间隔，降低事故发生的概率，尽量减少事故带来的损失，但并不能杜绝事故的发生，让事故不复存在。

4. 因果性

万事万物都是有因有果，因果相连的，事故也一样。人们只有在生活中充分了解可能的潜在危险因素，才能尽可能地规避事故风险。

5. 隐蔽性

隐蔽性是事故的又一大特性，隐蔽性又叫潜伏性，是指事故在未发生或未造成后果之时，是不会显现出来的，好像一切都处于“正常”状态，人们很难发现它的存在。

6. 可预防性

事故虽然具有客观存在性，使我们并不能完全杜绝事故的发生，但从事故预防的角度来说，可以事先采取措施进行控制和预防，最大程度地防止危险因素转化成事故，从而减少事故的发生。因此，事故具有可预防性。

(二)职业安全事故的原因

发生事故的原因归纳起来有三点，分别是：人的不安全行为、物的不安全状态以及危险的环境和管理缺陷。其中，前两者是导致事故发生的直接原因和主要原因，而管理缺陷是事故的间接原因。这三个原因共同导致了事故的发生，并带来一定的事故后果。

据美国有关方面的研究，某年全国休工 8 天以上的事故中，有 96% 的事故是由人的不安全行为引起的，有 91% 的事故是由物的不安全状况引起的。日本全国某年休工 4 天以上的事故中，有 94.5% 的事故是由人的不安全行为引起的，83.5% 的事故是由物的不安全状况引起的。以上数字充分表明了绝大多数事故与人的不安全行为密切相关，同时，物的不安全状况也在很大程度上导致事故的发生。综上所述，只要控制好以上两个原因，就能在一定程度上有效地避免大多数事故，从而减少不必要的损失的发生①。

1. 人的不安全行为

海因里希工业安全公理中提出，人的不正确的态度、缺乏知识或操作不熟练和身体状况不佳等，是造成人的不安全行为的主要原因。人所做出的不安全行为分为意向和非意向两种。非意向行为包括疏忽和遗忘，而意向行为包括错误和违章(见图 3－1)。

2. 物的不安全状态

不安全状态包括机器设备、作业环境等潜在危险，是直接导致事故发生的物质或物体条件。在这里，我们所说的不安全状态特别强调物的不安全状态。不安全状态存在于起因物之上，描述了起因物的重要特征，可以说，起因物与物的不安全

---

① 田水承，景国勋. 安全管理学[M]. 北京：机械工业出版社，2009：212.

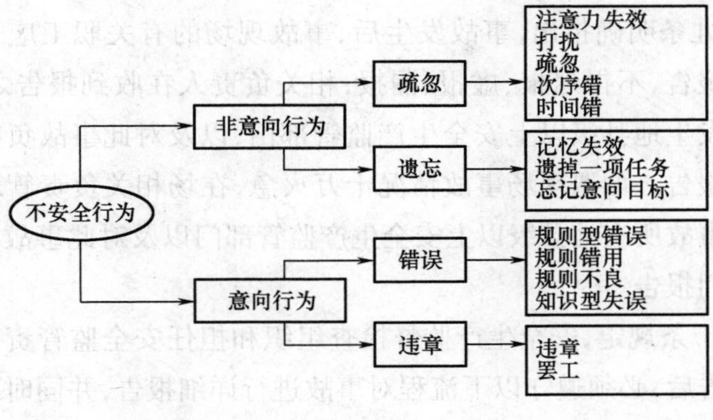

图 3-1　不安全行为

状态共存，即有前者就有后者，无前者亦无后者，反之亦然。

3. 管理缺陷

管理缺陷包括三个方面：第一，对物的管理。包括：技艺、设计、结构上的欠缺，工作现场、工作条件的安排或装置不合理等缺陷，缺乏防护用品或防护用品有缺陷，等等。第二，对人的管理。即教育、培训、指导、对工作任务和职工的分配与设置等方面的欠缺，以及领导者的责任心不强，等等。第三，对工作流程、工艺流程、操作规程和办法等的管理，有关职业安全事故的防范措施、安全监察以及安全检查等方面存在的问题。

三、职业安全事故的报告与处理

（一）职业安全事故的报告

"逐级汇报，分级处理"是中国职业安全报告的一项基本原则。当发生安全伤亡事故时，这一基本原则被广泛应用，使事故报告工作有条不紊地进行。

2007 年 6 月 1 日，中国开始实施《生产安全事故报告和调查处理条例》（以下简称《条例》）。《条例》中具体指出了生产安全事故报告的操作流程和责任分担等。《条例》第四条规定，任何单位及个人不得迟报、漏报、谎报或者瞒报安全事故，要认真做到安全事故报告"及时、准确、完整"，并严格做到实事求是。报告的过程应该十分迅速，调查时也应该事无巨细，查清缘由、现场情况、事故性质和事故过程。划分事故责任便于总结事故的经验和教训，发生安全事故的部门应及时对此次事故的经验教训做出深刻的总结，并认真提出相应的整改措施，追究此次事故相关责任人的具体责任也是必不可少的一步。

《条例》第九条明确指出,事故发生后,事故现场的有关职工应当立刻向本单位相关负责人报告,不得迟报、虚报、漏报;相关负责人在收到报告之后,务必于1小时内向事故发生地县级以上安全生产监管部门,以及对此事故负有安全监管责任的相关部门报告。如遇现场事故情况十万火急,在场相关负责管理人员可以越级直接向发生事故所在地县级以上安全生产监管部门以及对此事故负有安全监管责任的相关部门报告。

《条例》第十条规定,安全生产监督检查组织和担任安全监管责任的有关部门在接到事故报告后,必须遵守以下流程对事故进行详细报告,并同时通知国家司法机关、劳动保障行政部门、企业员工代表工会。

(1)重大事故以上事故必须向国务院安全生产监管部门以及负有安全监管责任的相关部门逐层逐级报告;

(2)较大事故分级报告到所在省、自治区、直辖市政府安全生产监管部门以及负有安全生产监管责任的相关部门;

(3)一般事故应向设区的市级政府安全生产监管部门和负有安全生产监督管理责任的有关部门上报。

安全生产监督管理部门和负有安全生产监管责任的有关部门应该按照上述要求进行汇报,本级政府也在报告范围内。国务院安全生产监督管理部门和负有安全生产监管责任的有关部门以及省级政府收到发生特别重大事故、重大事故的汇报后,应该立刻报告国务院。在有特别重要情形或者十分有需要时,越级汇报也被允许。相关部门包括安全生产监管部门和负有安全生产监管责任的有关部门可以及时向上级汇报事故现场情况或者相关重要情况。

《条例》第十一条指出,安全生产监管部门和负有安全生产监管责任的有关部门分级汇报事故情况,每级上报的时间不能超出2小时。

《条例》第十二条要求对以下内容做出汇报:

(1)事故发生单位概况;

(2)必须汇报事故发生的确切时间、准确位置,并汇报有关事故现场的情况;

(3)事故的简要经过;

(4)事故中伤亡的人数(已经导致或可能导致伤亡的人数和不确定下落的人数包含在内)和粗略估算的直接经济损失;

(5)已经采取的措施;

(6)其他应当报告的情况。

《条例》第十三条规定,事故汇报以后如果出现新情况,则相关人员应将新情况及时补报给上级。从事故发生当日起30日以内,如果事故所造成的伤亡人数发生变化,则相关人员应及时将伤亡人数的变化情况补报给上级。有一些情况比较特殊,若在事故发生之日起7日内伤亡情况有了新的变化,应当将此情况及时向上级补报,此类特殊情况如火灾或者道路交通事故等。

《条例》第十四条要求事故单位应当对已经发生的事故做出相应的应急措施,减少伤亡情况和经济损失。

《条例》第十五条规定,事故发生地的有关地方人民政府、安全生产监管部门和负有安全生产监督管理责任的相关部门接到事故报告后,其领导应该立刻奔赴事故现场,组织事故急救活动的开展。

《条例》第十六条规定,事故过程中的一切证据都十分重要,任何人和单位不得破坏现场,损坏现场证据,保护现场是所有人应尽的责任。因为抢救人员、防止事故扩大以及疏通交通等原因引起事故现场物件移动的,应当做出标记,绘制移动前事故现场简图并出示书面记录,妥善保存现场重要痕迹和物证。

《条例》第十七条规定,事故发生地公安机关应当根据事故发生的情况,对涉嫌违法的人员或相关单位,应该依法立案调查,采取强制措施和侦查措施。犯罪嫌疑人逃跑的,公安机关应当快速缉捕归案。

《条例》第十八条规定,应该建立值班制度,这是安全生产监督管理部门和负有安全生产监督管理责任的相关部门的职责。同时,社会公众有权利得知值班电话并对事故相关事项进行上报和举报。

(二)职业安全事故的处理

职业安全事故的处理包括四个方面的工作,分别是:事故抢险应急现场处理工作、善后处理工作、事故调查工作和事故结案追责整改落实工作(见图3-2)。

1. 事故抢险应急现场处理工作

事故抢险应急现场处理工作是职业安全事故发生后的首要工作,主要包括:领导人员对事故现场的指挥与控制工作,预警与公共防护工作,抢险与险源的控制工作,维护公共安全,保障社会的稳定,现场恢复与洗消工作,等等。

2. 善后处理工作

善后处理工作主要包括:对事故过程中受伤者的治疗工作,对事故过程中遇难者的遗体处理工作,对家属心理方面的安抚工作,经济方面的抚恤赔偿工作,等等。

《生产安全事故报告和调查处理条例》中详细描述了关于事故善后处理工作的相关事项。事故发生以后,认真吸取本次事故的教训是事故发生单位应该首先考虑的。落实防范以及提出相应的整改措施也是应该重点关注的。与此同时,工会以及职工代表大会对安全事故的防范工作进行实时监督。

3. 事故调查工作

事故调查工作在安全事故处理工作中担任着十分重要的作用,主要包括:组织调查组、调查取证工作、原因剖析、撰写报告、调查组成员签名以及材料存档等工作。

4. 事故结案工作以及追责整改落实工作

事故结案工作和追责整改落实工作包括:结案批复工作,刑事责任的追究,行政处分及处罚,关于事故的相关整改措施的订立,等等。

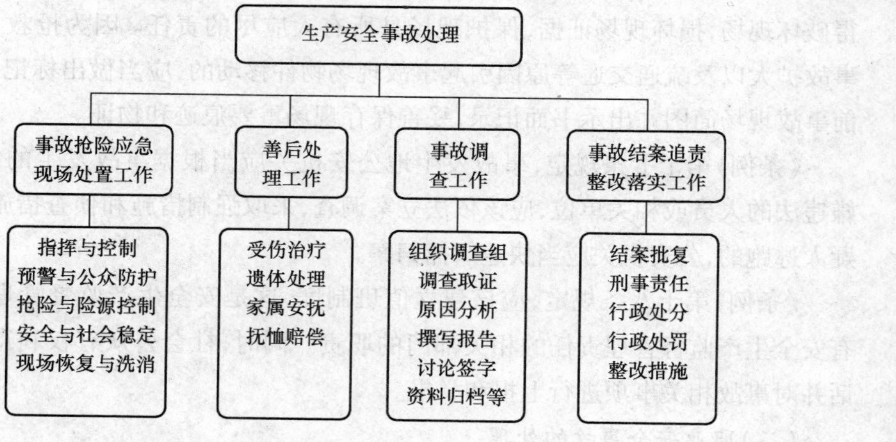

图 3-2 生产安全事故处理

四、职业安全事故的预防

事故调查分析的最终目的是防止安全事故再次发生,所以事故调查人员需根据事故发生的原因和责任制定相应的事故预防措施。

从管理的角度看,导致事故发生的根本原因是没有做好事故的预防措施,没有防患于未然的意识,没有将事故的隐患扼杀在萌芽状态。一旦事故发生,其造成的后果只能靠及时的救援来尽量减少损失。所以采用适当的预防措施是预防事故发生的根本以及直接方法。事故的预防工作是安全生产管理工作中的重中之重,同时也是安全管理的指导方针。

安全生产管理工作的对象包括:人、财、物。其中,人的因素是最重要的因素,人的因素也就是人的不安全行为。所以说,事故预防措施中最关键的一环是对人的不安全行为的管理。从财的角度预防事故的发生是将经费用于增加安全保护措施、更换淘汰落后的设备设施等。而从物的角度看,就是根据物的不安全状态对事故采取预防措施。

(一)从人的角度预防

从人的角度看,有六种具体的预防措施。

第一,职业适应性检查。通过设计专门的适应性检查项目,从生理、心理等方面查找出不适合该职业的人员,从根源上杜绝人的不安全行为。

第二,人员合理的选拔、调配。让不同素质的人从事与自己能力相适应的工作,发挥每个人的最大潜能。

第三,积极开展形式多样的安全知识普及宣传活动。通过各种各样的安全知识宣传活动,让每个员工明确安全生产对于自身安全的重要性。例如,开展安全知识教育、安全技能培训、安全知识考核等。

第四,完善安全生产制度。安全生产制度的完善有利于管理的实施,这些制度主要有:设备管理制度、安全操作制度、安全生产教育制度、安全生产检查制度、事故管理制度、安全生产奖惩制度、安全管理制度和安全生产责任制等。

第五,落实安全生产责任制。安全生产责任制是安全生产规章制度中最为重要的制度,或称核心制度。其通过确定责任的方式强化了人的主观能动性,让每位员工认识到自身责任所在,有效地督促每个人安全有效地完成工作。

第六,开展各种安全生产竞赛评比和奖惩。通过竞赛评比的方式加强员工安全生产的积极性,用经济奖惩调动每个人的主动性和积极性。

(二)从物的角度预防

从机器设备的角度看,预防措施主要有四个方面。

第一,选择购买高性能、高质量的机器设备,不仅可提高工作效率,而且能对事故的发生起到预防作用。

第二,采取适当的安全防护措施。安全防护措施主要包括:隔离、屏蔽和连锁等技术。隔离和屏蔽是指可能发生事故的环节与其他部分,特别是与人构成一种隔离装置或者屏障,目的是一旦事故发生,可以起到保护作用。连锁技术是指系统中一个环节出现故障以后,其他环节能够相应调整状态,避免事故扩大。

第三，及时检测机器设备，并对其进行维修保养等。

第四，更换淘汰落后的机器设备。

海因里希提出了事故预防的原则，即工程技术（用工程技术手段消除不安全因素，确保生产工艺、机械设备等生产条件的安全）、教育（利用教育和训练，使职工树立“安全第一”的思想，重点学习安全生产所必须的常识和技术）和强制（依靠规章制度、法律等手段约束人们的行为）。也就是说，通过这三个手段，使事故发生的可能性降到最低。

第二节　职业危害及职业病防治

一、职业危害的类型

信息高度发达的今天，我们常在新闻媒体上得知职业病严重危害着劳动者的健康，例如，张海超的开胸验肺事件成为社会焦点，各种有关职业病的事件让我们越来越重视职业病，那么到底什么是职业危害和职业病呢？职业病该如何预防呢？

劳动者在社会生产过程中遭到了各种有毒有害的化学、物理、生物因素以及在作业过程中产生的其他有毒有害因素的迫害。我们按照职业危害因素的来源，可以将其分为三类，分别是：生产过程中产生的职业危害、劳动过程中的职业危害和生产环境中的职业危害。

二、职业病的统计与报告

职业病报告必须是国家现行职业病范围内所列举的病种，1988 年，卫生部修订颁发了《职业病报告办法》，规定了职业病报告的具体办法。根据此规定，地方各级卫生行政部门指定相应的职业病防治机构或卫生防疫机构负责职业病报告工作。中国职业病报告采用的是以地方为主，从地方往上逐级汇报的办法。所有企业及事业单位发生的职业病，首先应当向当地卫生监督机构报告，再由卫生监督机构向上级统一汇总上报。

三、职业危害的预防

职业危害的预防是一项极其重要的工作，中国对职业危害的预防主要采取以下措施。

(1)识别可能产生职业危害的场所、工种。

(2)对工作地点的职业病危害要素进行检查和评估。

(3)提供有效的职业病防护设施,包括为需要防护的工作人员提供有效的职业病防护用品,并定期进行检查更换。

(4)企业按照有关规定,对从事接触职业病危害的作业人员定期进行职业健康检查,并如实向劳动者提供检查结果。由此产生的检查费用由工作单位承担。

(5)建立有毒有害工种、特殊工种职业健康监护档案。

(6)企业优先采用新技术、新工艺、新材料,有效防治职业病和保护劳动者健康。同时,国家严格禁止企业采用可能导致职业病危害的材料或装置。

(7)企业应当在签订劳动合同之前如实告知劳动者,其在工作流程中可能导致的职业病危害及其后果。

(8)用人单位应在劳动者上岗前进行关于职业卫生知识的培训,并定期普及职业安全卫生的有关知识。

(9)工作单位应监督劳动者使用个人防护用品,减少职业病发生的可能性,同时应普及相关知识,培训并督促劳动者学会使用防护用品。

(10)劳动者及其用人单位在发现职业病危害事故隐患时,应当及时向有关部门及领导汇报。

(11)用人单位不得安排有职业禁忌的劳动者、未成年工,以及孕期、哺乳期的女职工从事有职业危害的作业,不得侵害弱势群体的有关权益。

四、国外职业危害预防的经验

通过了解国外职业危害预防的经验,可以给我们以启发。我们着重介绍英国和美国是如何预防职业危害的。

(一)英国职业危害预防的经验

1974 年,英国颁布了《职业安全与健康法》,这部法律被多个国家所借鉴,成为当时最全面、最严谨的职业安全与健康的法律。

《职业安全与健康法》对雇主提出一些明确而具体的要求,该法要求雇主应该做到以下七点①,分别是:第一,依据法律规范,让每一位雇员能够在健康安全的工作环境中工作,享受应有的福利。第二,保障生产物品使用、装卸、贮存和运输过程

① 林立.英国职业安全卫生法对我国的启示[J].安全与健康,2011(7):28-31.

中的安全。第三，提供安全卫生的工作环境及其所需的设施和安排。第四，制定安全卫生规章，并对规章的履行情况编写报告及提供相关人员对报告的知情权。第五，有责任和雇员的安全代表合作以确保安全卫生措施的执行和效果。第六，雇员有保护自己和工作场所其他人的权利。第七，对雇主或他人的法定权利和要求有合作的义务。

由国务大臣所任命的职业安全卫生委员会及其执行委员会，负责帮助此法涉及单位和个人达到该法规定的目的，并负责进行研究、培训和提供资料，协调政府各部门、雇主和雇员、代表雇主和雇员的组织，提供信息和咨询服务，制定条例提交立法机关，实施国务大臣下达的指示。监察员由国家权力机关任命。监察员可以发布，改进通知和禁止通知，同时也有权利进入工作场所调查取证。当监察员发现有人违反条例时可以发布改进通知，列举违反的条例和相关理由，并要求该人限期改正。监察员有权利发布相应的禁止通知，限制部分活动，对这类严重伤害人身的危险活动要求终止或者改正①。

由英国民歌之父伊万·麦考创作的歌曲《肮脏的老城》，直白地控诉了工业化对环境以及当地居民身体健康的极度危害。但如今的曼彻斯特早已告别"肮脏的老城"，人们安居乐业，健康的生活着，劳动者的职业病发病率降低，城市又活了过来。有力的法律制度和完善的职业病防治举措成了这次劫难逆转的大功臣。

（二）美国职业危害预防的经验

美国在职业危害预防方面也有许多成功经验。在20世纪70年代，美国国会通过的《职业安全卫生法》，要求为工人争取到安全又健康的工作环境，并委托相关人员制定了工作场所的安全规范，从而使安全的工作条件得以保证。

美国的《职业安全卫生法》对职业安全卫生监督管理工作包括三个方面，分别是：雇主的职责、雇员的权利以及监督管理。布什政府曾出台过一系列修订的政策，使得美国职业安全与健康管理局有更大的权力处罚违反工作场地安全条例的企业和单位②。

目前，中国在职业病防治方面面临诸多挑战，唯有将改善广大劳动者的劳动条件、劳动收入、劳动保障等作为全社会的头等大事，才能在最大程度上保护普通劳动者的健康，让社会健康持续地发展。

---

① 林立. 英国职业安全卫生法对我国的启示[J]. 安全与健康，2011(7)：28－31.

② 张剑虹，楚风华. 国外职业安全卫生法的发展及对当代中国的启示[J]. 河北法学，2007(2)：113－114.

第三节　职业安全卫生事故急救与个人防护

一、危险源的分类及其辨识

（一）危险源的概念

危险源是指可能造成人身伤亡和财产损失事故的隐藏的不安全因素，不安全因素包括危险因素和重点危险因素。其中，危险因素是能够对人员和财物造成突发损坏的因素，或者说会使人遭受疾病、对物体造成慢性破坏的因素。重大危险因素所带来的后果一定比危险因素导致的后果更为严重，它能够引发重大的安全事故，造成严重的后果。

（二）危险源的分类

危险源具体分为第一类危险源和第二类危险源。

第一类危险源指系统中存在的、因为发生意外事故而释放的能量和危险物质。常见的第一类危险源有八种①：①能够带来能量的机器设备和装置，比如，制造能量的发电装置等；②给人带来高势能的物质、场所和装置等，比如，高空作业装置；③能够承载能量的载体；④当出现失控等危险状况时，有可能会产生巨大能量的场所或者装备；⑤当出现失控等危险状况时，有可能发生能量突然释放的场地、装备等；⑥危险物质，如有毒、有害、易燃易爆物质；⑦对危险物质进行储存的地方或者装置等；⑧与之触碰会导致能量大量释放，对人体造成严重威胁的物体或装置设备等。

第二类危险源是在第一类危险源的基础上随机发生的相关现象。这些现象会使约束、限制能量的措施失去效应，或者会对各种不安全的因素造成破坏。第二类危险源包括三个方面，分别是人（人的失误）、物（物的故障）、环境（系统运行的环境，包括温度、湿度、照明、粉尘、通风、噪声和振动等物理环境以及企业和社会的软环境）。

（三）危险源的辨识

1. 危险源辨识的任务

危险源辨识的任务有三种。第一，辨识系统中存在的各种危险因素；第二，辨识可能引发事故的材料、系统、生产过程或工厂的各种特性；第三，辨识事故发生后

① 李俊勤.苯加氢精制过程危险源辨识与评价技术研究[D].焦作：河南理工大学学位论文，2012：86－96.

的各种可能后果。

2. 危险源辨识的原则

危险源辨识的原则是优先辨识第一类危险源，然后辨识第二类危险源。根据第二类危险源来辨识第一类危险源。

3. 危险源辨识的方法

最初的事故危险源辨识主要靠的是经验。随着时间的推移和技术的进步，20世纪60年代以后，开始依据相应的法规、标准和检查表进行辨识。70年代以后，事故的辨识方法又发展成为以系统分析方法为主的辨识方法。

系统分析方法种类很多，运用也十分广泛。最常用的系统分析方法有事件树分析（Event Tree Analysis，ETA）和事故树分析（Fault Tree Analysis，FTA）。除此之外，预先危险性分析法、管理疏忽和危险树、事故后果分析故障类型和影响分析以及危险性和可操作性研究也都十分常见。这七种系统分析方法是事故辨识方法中的主要方法。

重大危险源是指数量比临界单元大或者数量与临界单元相等的危险物质。这里说的危险物质是指在生产过程中长时间或者临时加工、生产、搬运、使用或储存的带有危险成分的物质。

重大危险源可以概括为三大类：第一，储存易燃、易爆、有毒物质的区域，包括储罐区和库区等；第二，一些具有危险隐患的容器或设备，例如，压力容器、锅炉、压力管道等；第三，具有安全隐患的场所，例如，可能引发火灾、爆炸、中毒危险的生产场所以及企业的一些破败危险的建筑物等。

4. 危险源辨识的程序

危险源辨识需要遵循两个程序，第一步是辨识方法及辨识单元的细分，第二步是辨识和危险后果分析。危险源辨识工作程序包括八个方面①：①全面、较为深入地了解辨识对象；②对辨识区域中的危险物质以及危险场地进行辨识；③在辨识危险源的全过程中存在若干危险、危害因素；④对辨识对象进行研究和分析，看是否属于重大危险源；⑤对所辨识的对象进行分析和辨识，特别分析其可能带来的各种后果；⑥对形成重大危险源的场所进行重大危险源的参考分级，为危险源分级管理工作提供可靠的参考依据；⑦划分辨识单元，并对所划分的辨识单元中的细节进行

---

① 李俊勤. 苯加氢精制过程危险源辨识与评价技术研究[D]. 焦作：河南理工大学学位论文，2012：86－96.

详尽分析；⑧为应急预案的订立、控制和预防事故发生，提供基础依据。

5. 危险源辨识的结果

危险情况的物质或生产条件清单（见表 3－1），通常情况下是危险源辨别的结果。

表 3－1　危险源辨识活动的结果

序号	结　果	序号	结　果
1	可燃材料清单	5	系统危险清单
2	有毒性物质清单和副产品清单	6	污染物清单和引起失控反应的生产条件清单
3	危险反应清单		
4	化学物品及投放到环境中可监测量的清单	7	重大危险源（危险要素）清单

二、职业伤害急救

（一）伤害的概念及分类

伤害指因能量的传送或扰乱，超出人自身的忍耐性而导致的结构损伤、休克引起缺氧，刺激引起的精神系统伤害或心理障碍。伤害包括故意伤害和非故意伤害。

故意伤害是对别人的身体造成伤害的行为，且行为是故意造成的而非无意识的。

非故意伤害是不包括故意伤害在内的伤害，指不是因为故意而导致他人身体受到伤害的行为，例如，开车发生的事故、坠落损伤、烧烫伤和溺水等。

（二）职业伤害急救的一般常识

伤害急救的一般步骤为：先采取急救检查再实行急救措施。

1. 急救检查

先检查是否有生命迹象，具体措施有：观察并察看受伤者神志是否清醒、呼吸是否顺畅、有无脉搏、心跳、瞳孔是否正常；再检查受伤者局部是否出现创伤，具体措施有：检查受伤者身体是否有出血、四肢有无骨折或畸形；完成上述两个检查步骤以后对受伤者实施急救措施。

2. 急救措施

急救人员应迅速拨打急救电话，不方便时周围人帮忙拨打；先救命，然后再救肢体；检查呼吸道；呼吸停止，启动人工呼吸；如果伤者停止心跳、无脉搏，应马上对伤者进行心肺复苏；有出血，要止血；搬运伤者时应采用不会对伤者造成二次伤害的设备，如担架、门板等；尽量让伤者平卧，如果出现呕吐等现象，则将其头侧向一边；对伤者进行急救行为要轻缓，必要时可剪开衣物，避免伤者二次受伤；遇事千万不要慌张，保持镇定；伤者莫给水。

(三)职业伤害急救的基本技术

伤害急救的基本技术有很多种，比如，心脏复苏技术、搬运转送等，而应用最广也是最常见的伤害急救技术就是人工呼吸和止血技术。

1. 人工呼吸技术

当人发生触电、溺水、自缢、中毒和心脏病或癫痫发作时，很可能会导致呼吸停止，此时如果及时进行人工呼吸，对伤者进行迅速抢救，挽回生命的可能性将提高。人工呼吸是为了恢复呼吸从而利用外部条件帮助伤者进行气体交换的一种伤害急救技术。

进行人工呼吸的操作为：第一，将病人的口腔、鼻腔里的泥、痰等废物彻底清除，其目的是使人工呼吸能够顺畅；第二，为防止受伤者胸部等受到压迫，应解开其衣领、内衣、裤带和乳罩等衣物；第三，为了防止伤者舌头后缩阻碍呼吸，应将患者舌头拉出，并使其平卧，方便正确操作；第四，进一步对患者的其他部位(胸部、背部、腿部等)进行检查，看是否有骨折或受伤；若伤者为女性，则应查明是否有身孕，如有，应选择适当姿势，防止对孕妇或胎儿造成伤害；第五，通常的伤者应尽可能地就近做人工呼吸，尽可能少移动伤者，避免对伤者再次造成不必要的伤害，但住房坍塌或病人处在有毒气体条件下除外(见图 3－3)。

2. 止血技术

不利于伤者健康的因素有两个，分别是失血的量和快慢。失血分为急性失血和慢性失血。短时间内(几分钟内)迅速失血超过 1 000 毫升，伤者的生命将会受到威胁，这种情况称为急性失血；但较长时间(十几小时内)渐渐失血达 2 000 毫升，也不一定引起死亡，这种情况称为慢性失血。失血也会导致失血性休克症状。

因此，失血不容小觑，应予以高度重视。在伤者遇到失血症状时，及时止血是至关重要的。

(四)具体职业伤害的急救

1. 触电

遇到触电的伤员，在救治时应注意以下事项[①]：

① 安全管理网. 如何正确进行触电急救[EB/OL]. http://www.safehoo.com/Emergency/Theory/201104/179580.shtml，2011－04－18.

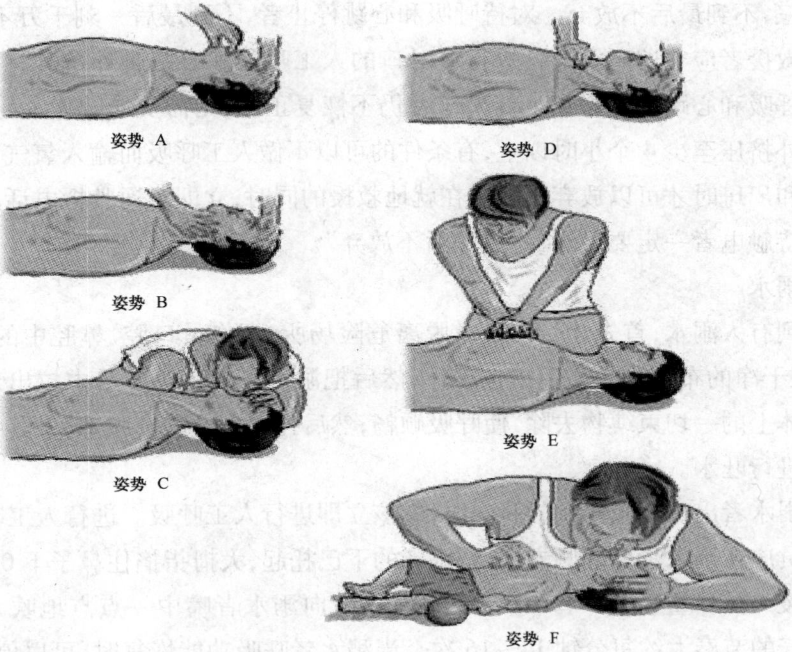

图 3－3　人工呼吸技术

第一，做到“一切二拉三谨慎”。发现有人触电后，首先应将电源切断，然后立即拉下电闸，或者用绝缘体（不导电的竹、木棍）将导电体与触电者分开。在未切断电源或触电者未脱离电源时，切不可触摸触电者。

第二，特殊地点莫大意。在一些特殊地点，比如，浴室或者刚下过雨的室外等潮湿的地方，救护人员一定不要大意，一定要确保自己的安全，救护人员应该穿绝缘胶鞋，戴胶皮手套或站在干燥木板上（见图 3－4）。

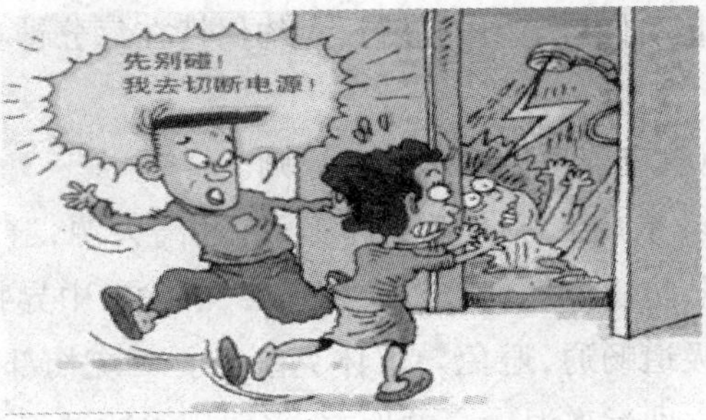

图 3－4　触电的急救

第三,不到最后不放弃。对待呼吸和心跳停止者,不到最后一刻千万不要放弃救援。救援者应立即对触电者进行口对口的人工呼吸和心脏胸外挤压,一直坚持到伤者呼吸和心跳恢复为止。如果伤者仍不恢复正常,则需要继续做人工呼吸和心脏胸外挤压至少 4 个小时以上,有条件的可以不做人工呼吸而输入氧气,伤者出现尸僵和尸斑时才可以放弃抢救。在就地救援的同时,立即拨通救援电话,等待救援。对待触电者一定要做到“不到最后不放弃”。

2. 溺水

遇到有人溺水,首先让受伤人员脱离危险场所,把伤员口腔、鼻腔中的异物清除,使用干净的布制物品将手指包裹住;然后把溺水者的舌头从口中拉出,并将溺水者身体上的一切束缚物去除,使呼吸顺畅;然后托起伤员的脊腹部,使其背朝上、头朝下进行吐水。

当溺水者出现呼吸停止的状况时,应该立即进行人工呼吸。进行人工呼吸时,急救人员应在溺水者头部侧方,将溺水者的下巴托起,大拇指掐住鼻子下 0.5 厘米处。救援人员尽量吸入一口气,接着口对口地向溺水者嘴中一点点地吹入空气。吹入空气的节奏大约每分钟 14 ~ 16 次。当溺水者呼吸功能恢复时,可以停止人工呼吸的解救动作。

当溺水者出现心跳骤停的情况时,急救者应该立即开展心脏复苏急救措施。首先扶起溺水者,让其保持仰卧的状态,但将背部少许升高,保持颈部平直的状态下,让头部稍后仰。提供施救者依旧在溺水者侧方。急救人员与溺水者面对面,急救人员将自己的右手手心平行放置在溺水者肋骨中下段,左手重叠放置在右手之上。为了防止溺水者出现骨折的情况,急救者应通过缓慢上升自己的肩部再缓慢下降肩部对溺水者进行下压,切记不能用力过猛、频率过快,每次下压 4cm 左右,随后不再施加压力(但双手并不离开按压部位),静待胸部肋骨自行恢复。在心脏恢复跳动之前,应保持此动作有节奏的进行,大约保持在每分钟 60 ~ 80 次。

3. 火灾烧伤

对火灾烧伤者施救应该遵循五个基本原则。

(1)采取现场急救措施。将伤者立即移开,远离火源,避免继续烧伤,并立即对伤者进行伤口处理,防止烧伤处被污染和感染;清除口中异物,包括假牙等,并解开伤者衣领,保持呼吸道畅通,避免导致休克窒息。对烧伤部位进行保护,避免其他污染物感染创口;立即远离温度高的地方,采取用水冲淋等方式对温度高的部位进行降温;一定要防止伤者再次受到伤害,对于伤者的烧伤部位应立即将衣物剪开或撕开，千万不可强行触碰伤口进行剥脱。对伤者进行搬运时，应使受伤部位朝上，避免受到挤压或摩擦碰撞；同时，应尽量减少沾染，应用干净的被单或衣物对伤口进行初步的包扎和处理。

(2)镇静止痛。安慰和鼓励患者，使其情绪稳定，勿惊恐，勿烦躁；适当使用安定片等止痛药物，烧伤部位在手或者脚上，应立即用冷水冲洗来减轻痛苦。

(3)呼吸道护理。当出现呼吸道烧伤，甚至出现休克、昏迷等症状，应该使伤者平卧，进行抗休克急救。一定不要使用枕头，让伤者尽可能保持呼吸顺通。同时，将伤者的腿和脚抬高约30度，并且尽可能不要搬动或者移动伤者；在有条件的情况下，可以对伤者输入氧气，来保证伤者呼吸的畅通。

(4)骨折。对于出现骨折的伤者，采用比较容易取得的用于固定的材料，比如，树枝、坚固的木棍等，同时，切忌挪动或者搬移骨折的伤者。搬运骨折的伤者一定不要用力过猛，以免造成伤者再次受伤，最好多人缓慢地平托伤者。运送骨折的伤者应该使用硬质的材料，比如，木板或者门板等。

(5)除上述处理方法之外，如有化学药品损伤，应将未粘连在身体上的异物彻底清除，并对沾有化学药品的皮肤进行冲洗，最好使用大量清水。如果伤口上的衣物不能褪下，应该用干净毛巾遮盖住伤口；如异物进入眼睛，应立即用干净的水冲洗双眼。

三、职业中毒急救

(一)职业中毒的概念

职业中毒是指在劳动生产环境中，由工业有毒物质引起的劳动者中毒的现象。职业中毒分为职业中毒的局部表现和职业中毒的全身表现。职业中毒对皮肤黏膜的刺激为对身体局部作用的表现，而对身体除接触部位以外的其他任何损伤则为对全身的表现。

有毒工业化学名称是多种职业中毒名称之一，比如，苯中毒，汞中毒等；另外，根据工业毒物的种类不同而命名，比如，重金属中毒、各类氨基、硝基中毒等。按照工业有毒物质的毒性命名，例如，刺激性气体中毒、窒息气体中毒等；依照工业有毒物质的用途或目的对中毒现象也可以进行命名，例如，农药中毒等。

(二)职业中毒的分类

职业中毒可以按照毒性进入人体对身体造成危害的时间长短分为急性中毒、慢性中毒，以及介于两者中间的亚急性中毒三类。

1. 急性中毒

急性中毒是指毒物几分钟至数小时大量进入人体内从而引起作业人员中毒的现象。急性中毒有发病迅速、变化快和病情严重等特点。急性中毒可能在短时间内发生(当班或下班 1 ~2 天甚至几个小时内),造成急性中毒的原因多数是生产事故或工人违反安全操作规程。

2. 慢性中毒

慢性中毒是指毒物长期但每次较少量的进入人体而引发的中毒现象,如铅中毒等,这是一个较为缓慢的使人逐渐产生病变的过程。慢性中毒出现症状的时间较为缓慢,一般是几个月、几年甚至更久才会显现一些症状。慢性中毒多数是因为积蓄性毒物引发的,比如,尘肺病等。

3. 亚急性中毒

亚急性中毒是位于急性和慢性中毒之间的一种中毒现象。亚急性中毒发病一般在一个月之内,比如,亚急性铅中毒等。

(三)职业中毒的急救

在急性职业中毒事件中,现场救护非常重要。因现场处理不及时或者现场人员对于急救缺乏了解或缺乏救护药品等原因,可能延误救护的最佳时机。《中华人民共和国职业病防治法》对职业伤害方面有十分明确的规定,比如,对于可能引发员工中毒,对员工造成伤害的场所,应严格设有相应装置和设备,比如,报警装置、相应的应急药物、专门设置的应急通道等。《工业企业设计卫生标准》中明确规定:在加工制作过程中,可能猛然溢出大批有害物质或易导致急性中毒或易爆化学物质的工作场地,必须设置自动报警装置、事故透风装置,通风交换气体的次数不少于 12 次/小时。应防止事故排风设施排出的气体,对附近居住的人和路人造成伤害。同时,该标准还要求在使用剧毒物质作为生产加工原材料的企业,在厂房附近设有有毒气体预防站和紧急救援站来确保安全。除此之外,类似企业还应该事先编制好关于应对有毒物质对人造成威胁的应急救援预案等。

对于职业中毒的患者,应采取急救措施。

(1)现场抢救,立即使患者停止接触毒物,尽快将其移至空气流通处,保持呼吸畅通。衣物或皮肤若被污染,必须将衣服脱下,用清水洗净皮肤。如出现休克、呼吸表浅或停止,心脏停搏等,立即进行紧急抢救(具体措施与内科急救原则相同)。

(2)防止毒物继续吸收。患者到达医院后,应重点详细检查,需要冲洗的要重复冲洗,吸入气体中毒时,可给予吸氧,加速毒物经呼吸道排出。如,中毒物是经口腔进入,应尽早催吐、洗胃及导泻。

(3)加速排出或中和已进入肌体的毒物。许多化学物中毒可采用如透析疗法,使其通过透析膜而排出体外。对严重中毒性溶血患者可考虑换血疗法,但必须慎重。吸入氯气中毒时,可采用雾化吸入,综合形成的盐酸,以减轻对肺组织的毒性损伤。

四、个人防护用品

个人防护措施也是综合防毒措施之一,而个人防护用品在个人防护中起绝对性的保护作用。皮肤保护主要依靠个人防护装备,如服装、帽子、鞋子、手套、口罩和眼镜等,这些保护设备可以避免有毒物质与皮肤接触。对于外漏的皮肤应涂皮肤防护剂等。由于工种的不同,个人防护用品的性能也随着工种的不同有所区别。操作者应根据需要穿适当的服装进行工作。对于裸露的皮肤,应根据接触的不同物质选用合适的皮肤防护剂。

由于防护用品较多,本书只介绍常用的呼吸防护设备。呼吸防护设备,可以分成两类:过滤式防护口罩和隔离式防护口罩。

(一)过滤式呼吸防护用品

过滤式口罩主要包括:防尘口罩、防毒口罩、过滤式防毒面具等。过滤式口罩的防护原理是在夹层内添加过滤气体的材料吸收有毒、有害物质,使污染的大气经材料净化后成为清新的空气。

1.防尘口罩

过滤材料主要为纱布、非织造布和超细纤维材料,对于空气中粒状的有毒、有害物质有过滤作用。其中,不含超细纤维材料的普通防尘口罩只有防护较大颗粒灰尘的作用,一般经清洗、消毒后可以重复使用,降低了使用成本。含超细纤维材料的防尘口罩因为有超细纤维材料,不但可以滤除较大颗粒的粉尘,也可以滤除有毒有害气溶胶,其防护能力优于普通的防尘口罩。由超细纤维材料构成的防尘口罩多为一次性产品。防尘口罩有三大类:①平面型,我们日常使用的口罩就是这类;②半固体式,形状类似于鸭嘴,可以折叠;③立体式,比如,半面罩,有立体感。考虑到密封的效果和安全性,固体、半固体密封效果好,安全性高,平面次之。防尘口罩适用的领域包括:医疗、电子工业、食品工业、美容护理和清洁等。应用于污染物为不挥发性颗粒，不含有毒、有害气体和蒸汽的环境①。

2. 防毒口罩

防毒口罩主要由超细纤维材料和活性炭纤维吸附材料构成。超细纤维材料能够滤除包括有毒有害的溶胶，活性炭、活性炭纤维吸附材料用于去除水蒸气和气体。和防尘口罩相比，不仅能够滤除大颗粒尘埃和气溶胶，同时还能滤除有害气体和蒸汽。

3. 过滤式防毒面具

过滤式防毒面具主要由超细纤维材料和活性炭、活性炭纤维等构成。包括过滤器、滤芯盒两部分，面罩和过滤器元件通过气管直接连接，如直接式防毒面具。从保护对象考虑，它与防毒口罩具有类似的保护功能，可以防止灰尘、气溶胶等大颗粒物质，也防止有毒气体。过滤式防毒面具具有更加安全可靠的特性，因为它能够将浓度范围更宽的有害气体和蒸汽过滤掉，并且高效保护。此外，从受保护的部分看，除了可以保护面部呼吸器官（嘴、鼻子），还可以直接保护眼睛和面部皮肤免受有毒有害物质侵袭。过滤式防毒面具的密封效果更好，具有更高的和更安全的保护效能。

（二）隔绝式呼吸防护用品

该设备是基于分离原理，使工作人员的呼吸器官、眼睛和脸与外部污染的空气相隔离，依靠自己的气源通过导气管为工作人员提供呼吸所需要的气体，是保障工作人员正常呼吸的设备，也被称为隔离面罩。

1. 氧气呼吸器

氧气呼吸器也被称为氧气面罩，携带压缩式氧气钢瓶。由于呼出的气体需要排出，因此可分为开路和闭路呼吸器两类。前者呼出气体直接通过呼气阀排放到外面，为了安全，目前这种氧气呼吸器已经很少使用。闭路氧气呼吸器是呼出气体不排到外面，使用时打开供气阀门，氧气经调节器进入呼吸室，再通过软管进入面罩供工作人员呼吸；呼出的气体通过呼气阀，经软管进入清洗槽，消除呼出气体中的二氧化碳，剩余气体和新鲜的氧气在钢瓶中混合并可用于循环呼吸。由于二氧化碳过滤过程中会发生化学反应，放出大量热量，为了保证呼吸舒适，在气路装置中设有气体冷却装置如冷却箱等。氧气呼吸器对于污染严重、充满有毒有害的气体，或者气体的类型不明确或缺氧的恶劣工作场合很适用。其主要应用领域包括：

① 王岩，刘妙，朱保卿. 呼吸防护用品的分类及选用[J]. 中国个体防护装备，2005(2)：30 – 31.

矿山救护、抢险救灾、石化、冶金、航天、船舶、国防、核工业、城建、实验室、地铁和医疗卫生等。

2. 空气呼吸器

空气呼吸器也称为防毒面具或消防面具。以压缩气体钢瓶为气源，根据呼吸过程中面罩内的气压和环境压力的差别，可以分为正压式和外压式两种。一般来说，让面罩内保持正压，会使过程更加安全，并且正压式使用更为广泛。对于正压式呼吸器，使用时先打开气瓶阀，空气经减压器、供气阀，再由导管进入面罩供工作人员呼吸，呼出的气体直接经呼气阀排放。它不需要处理呼出的气体，所以使用相对简便。空气呼吸器的防护时间与呼吸器的型号密切相关，一般的工作时间为30~360分钟。整体来说，氧气呼吸器的时间稍长于空气呼吸器。空气呼吸器主要用于消防人员和其他相关人员在火灾现场处理有害物质泄漏、浓烟、氧气稀缺，以及其他恶劣的工作现场的消防侦察、消防、救援和救灾。此外，还可用于重工业、航运、航空、自来水厂和污水处理厂、石油和天然气开采加工、石油化工、炼油、化工、环保和军事等领域。

3. 生氧呼吸器

生氧呼吸器也称为氧气面罩，是用人呼出的二氧化碳和水蒸气与含有大量的氧气发生剂反应生成氧气，在一个封闭的循环呼吸器中通过反应补充氧气、净化呼出气体。氧气呼吸器主要包括制氧系统（氧气发生器、起动和应急装置）、冷却系统（冷却管，冷却加湿器）、存储设备（储物袋和排气阀）、保护外壳和背具。其中，制氧系统是氧气面罩的重要组成部分，充满了超氧化钾、超氧化物、过氧化氢或过氧化氢钠钾等产氧剂，这种碱性氧化物与二氧化碳反应生成氧气。由于这个反应发热，所以我们需要冷却装置，从而给周围温度较高的空气降温。使用时，呼出的气体经过呼吸阀，进入氧气生成罐，二氧化碳发生反应生成氧气，将净化的气体供工作人员呼吸。生氧呼吸器工作时间比氧气呼吸器和空气呼吸器的工作时间都短，大约为30~60分钟，这也是生氧呼吸器相对于其他两种的优点之一。生氧呼吸器应用于：火灾、矿山救护和煤气泄漏等环境。

本章小结

在本章中，我们系统学习了职业安全卫生事故的管理和预防的相关知识，这将对大家今后的工作生活有很大的影响和帮助。

本章分为三节，分别系统介绍了关于职业安全事故的管理与预防、职业危害及职业病防治和职业安全卫生事故急救与个人防护的相关知识。

职业安全事故按照不同的标准可分为不同的类型。按照事故的属性分类，可以将事故分为自然事故和人为事故；按照事故中伤亡情况分类，可以将事故分为伤亡事故和一般事故；按照事故造成结果（伤亡或经济损失）的严重程度划分，可以将事故细分为特别重大事故、重大事故、较大事故和一般事故四大类。职业安全事故的构成要素主要包括三个方面，其中，最可能导致事故发生的是人的不安全行为，其次是物的不安全状态，环境的危险和较差的管理也一定程度导致事故的发生。

事故的属性主要包括：事故的普遍性、突发性、客观存在性、因果性、隐蔽性和可预防性。发生事故的原因为：人的不安全行为、物的不安全状态以及危险的环境和管理缺陷。

职业安全事故的报告程序较为复杂，但其基本原则是“逐级上报，分级调查处理”；职业安全事故的处理包括四个方面的工作：事故抢险应急现场处理工作、善后处理工作、事故调查工作和事故结案追责整改落实工作。

职业危害的预防是一项极其重要的工作，中国对此高度重视。职业病已经严重威胁到各类从事职业活动的劳动者的健康安全。我们按照职业危害因素的来源，可以将职业危害分为三类：生产过程中产生的职业危害、劳动过程中的职业危害和生产环境中的职业危害。

危险源是指可能造成人身伤亡和财产损失事故的隐藏的不安全因素。危险源具体分成第一类危险源和第二类危险源。同时，我们也了解了危险辨识的任务、危险源辨识的原则、危险源辨识的方法、重大危险源的辨识、危险源辨识的程序以及危险源辨识的结果。

本章介绍了伤害急救常识，包括：止血和人工呼吸等。

职业中毒是指在劳动生产环境中，由于工业有毒物质引起的劳动者的中毒现象。个人防护措施是综合防毒措施之一，而个人防护用品是个人防护中最重要的。我们着重了解了呼吸防护相关用品。

思考题

1. 事故的原因如何分析？应从哪几个方面入手？

2. 职业危害的预防措施有哪些？

3. 国外职业危害是如何预防的？对中国有什么借鉴作用？

4. 职业中毒应如何采取急救措施？

5. 各种常用的防护用品的用途分别是什么？如何使用？

案例讨论

案例1 急性氨中毒事故

某年5月3日某厂石蜡车间成型工段出现下列情况：冷冻机岗位操作员接班后，按惯例检查，发现贮氨罐液面显示不正常，又重新调整了节流阀的开度，以保证平稳供氨。由于白班有一台空冷器因检修停运，造成冷冻系统、高压系统压力上升。16点35分3号冷冻机压力达1.275MPa。约16点50分班长到冷冻岗位检查，发现冷冻机出现温度超高，即令冷冻机操作员开启软化水泵进行喷淋冷却降压。水泵启动后不上水，停泵处理后再启动时，泵却不转了。约17点40分3号冷冻机抽液氨声音异常，2人紧急处理，关小冷冻机出口阀，冷冻机暂挂空缸运转，向机内吹高压氨气(1.373MPa)。然后，关闭贮氨罐节流阀，发现贮氨罐无液面，操作员又将高压气阀开1/2扣，挂上两缸。约17点55分2号冷冻机亦抽液氨，2人又采取前述方法处理。为了维持正常运行，冷冻机没有关闭，致使低压系统压力达0.412MPa，正常为0.245MPa，2号冷冻机挂6个缸，3号冷冻机挂4个缸运转。在这种情况下，还在吹高压气处理抽液氨。21点10分终因低压系统压力上升启跳安全阀，泄漏液氨约250kg，氨气弥漫，造成28人受到不同程度的毒害，其中9人住院治疗。

案例分析：

(1)冷冻岗位操作员缺乏经验，忙于开水泵，而忘记按时检查，没有控制住氨罐和液氨分离器液面，使冷冻机带液，打乱正常操作，这是事故发生的诱因。

(2)处理不当，引起液氮分配罐超压。当事者怕影响生产和劳动竞赛，而没有采取停止或关冷室风机降蒸发器压力办法，导致高压气窜入低压系统，这是事故发生的直接原因。

总之，设备缺陷，工艺纪律执行不严，岗位工人技术素质差，异常情况下应变能力低，不能正确处理，导致本次事故的发生。

防范措施：

(1)设备缺陷，应通过检修及时予以纠正或弥补。

(2)要通过安全教育活动(包括事故预想等)，使职工懂得严格执行工艺纪律的重要性，提高应知、应会和处理事故的能力。

（3）要定期考核，不合格者不得上岗，多次不合格者要与奖金、晋级和晋升工资挂钩。

资料来源：急性氨中毒实例及案例分析，本质安全网，2008－01－25。

案例2　中石化青岛输油管道爆炸事故

2013年11月22日上午，中石化黄潍输油管线一输油管道发生破裂事故，维修过程中引发起火爆炸。2013年11月22日中午12时，丽东化工厂门口由爆炸形成大沟，一辆履带挖掘机、一辆重卡被掀翻，记者在现场看到，沟内可见两具尸体。青岛市新闻办通报称，22日凌晨3时许，中石化黄潍输油管线一输油管道发生破裂事故，造成原油泄漏。上午10时许，抢修过程中，管道破裂处起火。市、区政府领导及开发区公安、消防、安监、市政和环保等多部门立即赶赴现场，正组织力量紧急处置。事故原因正在调查中。截至11月22日，已造成55人遇难、9人失踪、136人受伤。斋堂岛约1 000平方米路面被原油污染，部分原油沿着雨水管线进入胶州湾，海面过油面积约3 000平方米。

案例分析：

（1）直接原因。管线漏油进入市政管网导致起火。

（2）间接原因。输油管道与城市排水管网规划布置不合理，安全生产责任不落实，对输油管道疏于管理，造成原油泄漏；泄漏后的应急处置不当，未按规定采取设置警戒区、封闭道路、通知疏散人员等预防性措施。

（3）法律依据。《中华人民共和国石油天然气管道保护法》第十二条：管道企业应当根据全国管道发展规划编制管道建设规划，并将管道建设规划确定的管道建设选线方案，报送拟建管道所在地县级以上地方人民政府城乡规划主管部门审核；经审核符合城乡规划的，应当依法纳入当地城乡规划。第十三条：新建管道通过的区域受地理条件限制，不能满足前款规定的管道保护要求的，管道企业应当提出防护方案，经管道保护专家评审论证，并经管道所在地县级以上地方人民政府主管管道保护工作的部门批准后，方可建设。管道建设项目应当依法进行环境影响评价。第三十条要求：在管道线路中心线两侧各五米地域范围内，禁止下列危害管道安全的行为：①种植乔木、灌木、藤类、芦苇、竹子或者其他根系深达管道埋设部位可能损坏管道防腐层的深根植物；②取土、采石、用火、堆放重物、排放腐蚀性物质和使用机械工具进行挖掘施工；③挖塘、修渠、修晒场、修建水产养殖场、建温室、建家畜棚圈、建房以及修建其他建筑物、构筑物。第三十九条要求：管道企业应当制定本企业管道事故应急预案，并报管道所在地县级人民政府主管管道保护工作的部门备案；配备抢险救援人员和设备，并定期进行管道事故应急救援演练。发生管道事故时，管道企业应当立即启动本企业管道事故应急预案，按照规定及时通报可能受到事故危害的单位和居民，采取有效措施消除或者减轻事故危害，并依照有关事故调查处理的法律、行政法规的规定，向事故发生地县级人民政府主管管道保护工作的部门、安全生产监督管理部门和其他有关部门报告。接到报告的主管管道保护工作的部门应当按照规定及时上报事故情况，并根据管道事故的实际情况组织采取事故处置措施或者报请人民政府及时启动本行政区域管道事故应急预案，组织进行事故应急处置与救援。第四十四条规定：管道建设工程与其他建设工程的相遇关系，依照法律的规定处理；法律没有规定的，由建设工程双方按照下列原则协商处理，并为对方提供必要的便利：①后开工的建设工程服从先开工或者已建成的建设工程；②同时开工的建设工程，后批准的建设工程服从先批准的建设工程。

分析总结：

（1）针对在建工程要纳入当地城乡规划，根据“后开工的建设工程服从先开工或者已建成的建设工程，同时开工的建设工程，后批准的建设工程服从先批准的建设工程”的原则做好对其他管道的避让和保护工作。管道的安全保护设施应当与管道主体工程同时设计、同时施工、同时投入使用。提高施工技术水平，严把施工过程控制，管道建成后应当按照国家有关规定进行竣工验收，经验收合格方可正式交付使用。

（2）应当建立、健全管道巡护制度和安全责任制度。管道巡护人员发现危害管道安全的情形或者隐患，应当按照规定及时处理和报告。编制深化相应应急预案，并在规定的时间长度内熟悉演练，提高员工素质，培养其应急逃生和应急处置能力。

（3）针对出现其他管线在建与已建石油燃气管线交叉或安全间距不足，以及其地上建筑物、构筑物占用的现象要依据《中华人民共和国石油天然气管道保护法》等法律予以制止，阐明利害，必要时要利用法律手段。

资料来源：安监总局局长：青岛爆炸是十分严重的责任事故，中新网，2013－11－25。

第四章　特殊群体的劳动保护

学习要点

通过本章的学习，了解和领会女职工、未成年工及残疾劳动者的特殊劳动权益，把握特殊群体劳动权益保护的现状、问题及发展趋势，掌握特殊群体劳动权益保护的法律依据、主要措施及维权途径与措施。

关键概念

女职工劳动保护；未成年工；未成年工的特殊保护；残疾人的特殊保护

第一节　女职工的特殊劳动保护

女职工是创建人类文明、推进社会经济发展不可忽视的力量。女职工素质的高低，在很大程度上决定着国民素质的整体水平；女职工的积极性和作用的发挥，与经济和社会发展的进程密切相关。女职工合法权益得到保障的程度可以用来衡量社会文明进步的水平，近年来，国家十分重视保障女职工的安全健康，维护女职工的各项合法权益。

《中华人民共和国妇女权益保障法》规定：任何单位都应该根据妇女的特点，不得安排不适合妇女从事的工作，必须按照法律规定保护妇女在工作和劳动时的安全和健康。妇女在经期、孕期、产期和哺乳期受特殊保护。

女性因身体构造和生理机能的特殊性，决定了女性有特殊的生理现象，如月经、怀孕、生育和哺乳等。因此过重的体力劳动以及恶劣的环境将对女职工的身体健康产生严重的影响，使她们的身体受到损害。

女性是双重意义上的生产者，她们在人类文明中担任着繁衍下一代的职责，同时在社会生产中还扮演着不可或缺的角色。所以，女职工特殊保护工作是全社会都应该支持和重视的事情。对女职工进行特殊劳动保护将会对社会效益做出具有历史性的贡献。

一、女职工劳动保护的概念及法律依据

(一)女职工劳动保护的概念

女职工是指参加社会劳动的已婚、未婚的女性职工。女职工劳动保护是依据女职工生理特点、身体结构的特殊性和需要抚养子女的特殊需要,在劳动方面对女职工采取保护措施,让女职工在劳动方面的合法权益能得到法律保障。女职工劳动保护的特征是:①针对女性职工的特殊需要;②保护女职工和下一代的安全与健康;③与男性职工劳动保护相比,女职工劳动保护的内容有很大的区别。

(二)女职工劳动保护的法律依据

《女职工劳动保护特别规定》是女职工劳动保护的主要法律依据,它的颁布对保障女职工的合法权益有非常重要的作用。

1.《女职工劳动保护特别规定》颁布的背景

1988 年,国务院颁布的《女职工劳动保护规定》(简称《规定》)是中国首部综合性的女职工劳动保护法规,该法规的颁布和实施对保护女职工劳动过程中的合法权益和身心健康有着重要作用。此后,国家相继颁布了《妇女权益保障法》《企业职工生育保险试行办法》《女职工禁忌劳动范围的规定》《女职工保健工作规定》等一系列法律法规,形成完善的女职工保护法律体系。《规定》颁布实施的 20 多年来,外部环境发生了着巨大变化。

第一,劳动关系领域产生变化。由于所有制经济结构的调整和不断深化的制度改革,使得中国劳动关系发生了明显的变化。

第二,女职工劳动保护需求变得更加有必要。中国女职工人数不断增多,伴随着社会文明程度的不断提升,女职工对利益的维护需求也出现多层次、多样化、经济化的特点,她们对劳动保护的要求更加具体、明确、标准和科学。

第三,在贯彻落实女职工特殊权益保护的过程中,仍然存在着许多不容忽视的问题。由于外部环境的变化,《规定》的内容难以满足女职工在新形势下寻求劳动保护的迫切需要,难以与新形势的发展需求相适应。因此,继续沿用将会影响社会的发展和文明的进步。

第四,社会各界对于修改《规定》的呼声日渐强烈,关于修改的议案和提案年年递增,社会各界人士都希望国家能进一步修改和完善《规定》。

因此,在政府、工会、妇联等有关组织的高度配合下,在各部门的深入调研和谨

慎论证下,《女职工劳动保护特别规定》(以下简称《特殊规定》),于2012年4月18日得以出台。

2.《女职工劳动保护特别规定》的内容概述

《特别规定》总计16条,明确规定了女职工禁忌从事的劳动范围,并于附录中对女职工在经期、孕期、哺乳期等禁忌从事的劳动范围有着详细规定,用人单位应当遵守。

《特别规定》明确指出,用人单位不得以女职工怀孕、生育、哺乳等原因降低其工资、与其解除劳动聘用合同。

《特别规定》明确指出,女职工在孕期无法适应原劳动的,用人单位应予以照顾,适当减轻劳动量或者安排其他能够适应的劳动。对怀孕7个月以上的女职工,严禁用人单位延长劳动时间或者安排其夜班,并应当在劳动时间内安排一定的休息时间。怀孕女职工进行产前检查,所需时间也应计入劳动时间。

《特别规定》第七条指出,女职工生育享受98天产假,其中,产前可以休假15天;难产的,增加产假15天;生育多胞胎的,每多生育1个婴儿,增加产假15天。女职工怀孕未满4个月流产的,享受15天产假;怀孕满4个月流产的,享受42天产假。

《特别规定》同时对违反该《特别规定》的后果制定了相应的处罚办法。

3.《女职工劳动保护特别规定》的特点

《特别规定》的适用范围更加明确,并随时代环境不同有所变化。

通过将用人单位作为责任主体,使得法律义务的强化和责任规定的细化工作得到更好的落实。因为劳动保护的主要适用范围是职场,所以保护女职工劳动过程中安全健康的责任主体是用人单位,在《特别规定》中,用人单位有着具体明确的法律义务。

《特别规定》将女职工产假从《规定》的90天增加至98天,同时明确规定了女职工怀孕流产的产假制度。《特别规定》不但增加了关于女职工精神和心理方面的保护条款,同时也强调了女职工身体和生理劳动保护的重要性,强调了"在劳动场所,用人单位应当预防和制止其他人对女职工进行性骚扰"。对女职工权利保护的规定体现了与现行法律制度的合理贯通。

《特别规定》还将女职工禁忌从事的劳动范围纳入其中,从而提高了《特别规定》在落实女职工劳动保护方面的操作性。

《特别规定》明确了用人单位参加生育保险的差别待遇,对参加生育保险与没参加生育保险的用人单位的差别待遇，减轻了单位聘用育龄妇女的经济负担，为女职工的就业扫清了障碍。

政府相关部门对用人单位督查及惩处的责任得到明确。《特别规定》明确规定，工会、妇女组织可以依据相关法律法规，对用人单位执行工作的情况进行督察。如果用人单位违反相关规定，县级以上人民政府人力资源和社会保障行政部门、安全生产监督管理部门，应当根据有关法律、行政法规对违规单位进行严肃处罚。

4.《女职工劳动保护特别规定》颁布实施的意义

(1)充分体现了社会对女职工及其子女健康的重视。女职工不仅承担着繁衍下一代的社会责任，还肩负着参与社会生产和国家建设的重任。加强对女职工的特殊劳动保护，不仅对于保护女职工的身心健康，更对保证女职工下一代的身体素质乃至提升中华民族的整体素质有着非常的意义。

(2)促进了女职工的工作积极性。《特别规定》实现了女职工的平等就业，并保障了其职业安全和生命健康的合理需求，激发了女职工参与经济建设的主动性、积极性和创造性，使社会劳动生产力得到大幅的提高。

(3)构建和谐劳动关系。社会和谐稳定的基础是和谐的劳动关系。《特别规定》的贯彻使企业对女职工劳动过程中的安全卫生条件加以重视并对其做出整改，促进了劳动关系的和谐与稳定，同时也解除了女职工的后顾之忧。

二、女职工劳动保护的内容与措施

(一)女职工劳动保护的内容

1. 保障女职工劳动就业的权利

国务院在《女职工劳动保护特别规定》中明确指出，对于女职工可以从事的工作岗位，企业不得以各种理由拒绝招聘女性员工，更不得在女职工怀孕期、产期、哺乳期以任何理由降低其基本工资，或者解除劳动合同。

2. 贯彻男女同工同酬原则

男女职工同工不同酬问题在现实社会中表现得尤为突出，这一现象严重影响了女性职工的工作积极性。解决男女职工同工不同酬问题是非常重要且必要的。在男女职工从事相同的工作并且工作完成的数量和质量相同的情况下，女职工应该取得与男职工相同的劳动报酬。职工的定级、晋级、奖金和津贴的发放都必须遵照男女平等、同工同酬的原则。

3. 女职工工作时间的特殊规定

目前,在部分企业中正在试行“四班三运转”的制度,从而确保女职工的工作时间和休息时间。对有些工种还实行了缩短工作日的制度。

4. 不得安排女职工从事体力繁重、有毒有害的岗位

在生产劳动过程中,考虑到对女职工劳动的特殊保护,对于一些需要繁重体力的劳动和有毒有害的工作,应避免由女职工从事,只允许男职工操作。

5. 加强女职工的妇幼卫生保健工作

定期对女职工进行身体检查,有效的保证女职工的身体状况处于健康状态,对于女职工的权益保障至关重要。

6. 女职工的“四期”保护

女职工的四期保护是指对于女职工在经期、孕期、产期和哺乳期,用人单位应对其进行特别保护。①所在单位不得安排处在月经期间的妇女从事高温、高空、冷水和国家规定的第三级体力劳动强度的劳动。②在女职工怀孕期间,所在单位不得安排其从事国家规定的第三级体力劳动强度的劳动和孕期禁忌从事的劳动,并应根据相关规定减轻其劳动量。③妇女在产期,即生育期,工资应照发;假期休满后应安排其回到工作岗位,恢复产期前的工作。④处于哺乳期的女职工,婴儿不满一周岁时,单位应当允许女职工在每班劳动时间内进行2次哺乳。女职工在哺乳期内,单位不得安排其从事国家规定的第三级体力劳动强度的劳动和哺乳期禁忌从事的劳动。

(二)女职工劳动保护的措施

1. 贯彻有关政策

中国为了保护妇女的劳动权益,颁布了一系列法律法规,如《中华人民共和国劳动法》《女职工劳动保护规定》《中华人民共和国妇女权益保障法》《中华人民共和国职业病防治法》《女职工禁忌劳动保护规定》《女职工劳动保护特别规定》等,只有保证这些法律法规的贯彻执行才能落实好妇女劳动保护的工作。

2. 妇女劳动保护对策

(1)合理安排妇女劳动。相关法律规定妇女不易从事的岗位:①矿山井下作业;②森林伐木、归楞及流放作业;③体力劳动强度分级标准中第四级体力劳动强度的作业;④建筑业脚手架的组装及拆除作业,以及电力、电信业的高处架线作业;⑤连续负重每次负重超过20公斤,间断负重每次超过25公斤的作业。

(2)对妇女特殊生理周期给予劳动保护。做好妇女的月经期、怀孕期、生育期、哺乳期和更年期的“五期”保护,前“四期”在中国需要劳动保护和劳动卫生的

专业人员、医务人员共同贯彻和落实。同时,女职工劳动保护工作与妇幼保健工作紧密结合。

3. 改善生产环境的劳动条件

从根本上消除职业危害、改善劳动条件,通过科学技术改革、管理,使女职工劳动环境更加安全。

4. 加强妇女劳动卫生知识的宣传和普及

使广大女职工能自觉维护自己的权利。加强对领导和女职工的安全知识和法律宣传教育,使女职工认识到接触有害因素的防护知识。

三、女职工劳动保护的现状及发展趋势

(一)女职工劳动保护的现状

女职工的劳动保护工作是推进企业健康发展的强大动力,是提高经济水平的重要保障,是推进社会文明的重要手段。女职工健康水平、权益保障水平与国家未来人口素质的提升有显著的关系。当前,女职工劳动就业环境并不乐观,社会形势也对其产生了巨大的影响。女职工的合法权益能否得到应有的保障,权益维护问题能否跟上国家发展的脚步,处理方式是否科学合理,这些问题直接关系到女职工群体的切身利益和整个社会的和谐共进与稳定发展。

1. 女职工权益维护的现状

目前,在不同行业的女职工劳动保护及权益落实情况参差不齐。在事业单位工作的女职工各方面的权益能够按照相关法律法规、政策规定执行,得到了充分维护。由于有工会组织的监督和制约,在国有大中型企业中女职工与企业签订劳动合同的比例高于其他企业,合同中对女职工的劳动权益保护内容更具体、更全面,对女职工和企业都具有强有力的约束,而且这些合同内容基本都得到了履行。但在私营企业、小型个体企业中存在不与劳动者签订劳动合同,或者签订了劳动合同的也不落实的情况。因此,在这些企业里工作的女职工的权益并不能得到很好地维护。

2. 女职工"五期"劳动保护的现状

女职工月经、怀孕、生育、哺乳和更年期的生理期被称为女职工的"五期",在这些时期女职工需要特殊的保护。总体看,绝大多数单位能遵守相关法律法规对孕期的女职工按照法定制度进行照顾,把不适合孕期妇女从事的岗位进行调换,对怀孕期间至生产的相关产前检查费、生育经费按比例和规定予以报销,女职工结婚、生育或流产后能按法律规定享有对应的假期。但在一些外企、私企执行情况不

能令人满意，有的明确规定不招用女职工，还有些女职工生育后在单位不仅得不到应有的保障，而且还存在着失业的可能性。

3. 女职工患病的医治情况

事业单位和多数大中型企业中的大部分女职工患病后，能依照规定得到应有的治疗。但大多数私企、小企业及部分外企的女职工几年得不到一次体检，患病住院的女职工不仅自己承担医药费，住院时间长还将面临被炒鱿鱼的境地①。

（二）女职工劳动保护的发展趋势

1. 女职工特殊劳动保护过程中存在的问题

目前，中国法律法规对女职工特殊保护做出了明确的规定，但是在实际运行上，却难以落实，只有少数单位能够做到依法履行法律对女职工应有的保护。近年来，根据调查表明，女职工劳动条件、职业安全及健康保护还存在着诸多问题，女职工权益遭遇损害的事情频繁发生。突出问题有：女职工"四期"得不到保护。根据2002年全国维护妇女儿童权益协调组办公室，在全国范围内进行的《妇女权益保障法》颁布10周年实施情况的抽样调查显示，中国有近8成的妇女在经期没有受到应有的保护，4成的妇女在孕期以及近3成的妇女在哺乳期没有依照有关规定得到特殊保护②，甚至经期还在从事高空、低温、冷水作业和三级强度的体力劳动。有的企业竟然在合同上明确要求女职工在聘用期间不得怀孕生育。女职工长期在有毒有害、工作条件差、卫生健康得不到保障的环境下工作。

2. 存在问题的原因

（1）法律不健全。随着市场所有制结构的转变和经济的迅猛发展，一部分企业为了获得更多的利润，往往忽视对女职工从事劳动的特殊保护，女职工权益被侵犯的现象越来越严重。同时由于法律、法规的不完善，有些规定又跟不上当前社会形势的发展，从而保护女职工合法权益的工作在落实上出现了缺陷，严重的甚至出现了"无法可依"的局面。

（2）制度不健全。许多企业并没有完善的制度，也没有职责完备的保护女职工劳动权益的机构。女职工虽然能够到各地所设的妇联投诉申冤，但是由于妇联的职能限制，这么做的毕竟是少数。对于有些妇女权益问题，妇联有时也是无能为力。仲裁机构由于顾及企业的利益，在妇女合法权益受到侵害时，即使诉讼到法

---

① 苏玮. 新形势下女职工劳动保护现状及对策[J]. 发展，2011(8)：115－116.

② 全国维护妇女儿童权益协调组办公室.《女职工权益保护法》颁布十周年实施情况调查结果及分析[EO/LB]. 中国网，2002－12－03.

院，请求劳动争议仲裁，处理结果也不尽如人意。更让人痛心的是，有的单位在女职工向法律请求援助时，采取的措施是处分、开除、扣工资以及进行人身攻击，使女职工在受到权益侵害时敢怒不敢言。

(3)女职工缺乏自我保护意识。当自身权益受到侵害时，由于受封建思想的影响，男尊女卑的思想存在于女性的心灵深处，女职工并不愿意寻求法律的帮助，未能将法律作为武器使自己的合理权益受到保护。

3. 维护女职工特殊劳动保护的对策

(1)加快相关法律法规立法步伐。女职工权益保护的法律法规的滞后不能涵盖现实的情况，现行的法律法规在内容上存在局限性，部分条款与中国经济发展的要求已相差甚远，因此在落实中出现很多问题。因此，中国急需加快步伐，建立有效的法律法规，维护女职工的权益。

(2)建立有效的女职工维权机制。建立有效的女职工维权机制，使女职工的权益保护工作得到制度的支撑，使得这项工作真正落到实处，女职工的劳动权益得到确实的保护。女职工特殊劳动保护是一项系统性很强的工作，只有各级政府各个部门以及全社会的高度重视、支持和鼓励，该项工作才能得到贯彻和落实。

(3)女职工应增强自我保护意识。女职工在面对自身合法利益受到侵犯时应义无反顾地为维护自己的权益而努力，大胆寻求法律的帮助，积极主动地拿起法律武器捍卫自己的合法权益。

总之，女职工是需要法律给予重点保护的对象，无论是出于她们自身弱势的考虑，还是出于对国家未来发展的考虑，法律都应该对女职工给予特殊保护。从国家兴旺发达、民族优秀体质的延续考虑，对女职工进行特殊保护是非常必要的。

第二节　未成年工的特殊劳动保护

未成年人是社会构成中一个特殊的群体，他们在社会中处于弱势地位。他们的心理正处于成长时期，外部环境对他们的影响尤为明显，在社会经验方面，他们缺乏自我保护意识和自我保护能力。

基于未成年人的生理和心理特性，决定了我们必须更加关注和维护他们的身心健康。对未成年人的合法权益建立有效的保障机制，大力推动未成年人全面发展，让他们成长为社会主义“四有”新人，有力地促进社会的和谐与稳定，有利于国家的繁荣昌盛。

未成年工处于生理和心理的成长期,恶劣的工作环境以及工作中的压力会影响他们的健康成长。国家对未成年工给予特殊的保护,是一项能充分体现社会主义制度优越性、有利于国家长远发展的具有历史意义的政策,对于国家长期稳定发展至关重要,对提升中国的生产力和生产水平有着非凡的现实意义。

一、未成年工劳动保护的概念及法律依据

(一)未成年工劳动保护的概念

未成年工是指年满16周岁未满18周岁的劳动者。由于中国经济发展水平还比较低,尚无法达到让每一个适龄青少年都进入大学学习的程度。为解决这一部分人的问题,中国法律允许招用16—18岁的未成年工。但是,考虑到未成年工的身体还没有完全发育成熟,在安排他们劳动时,应当根据其生理特点,适当给予关照。未成年工的劳动范围应排除那些会侵害其身体发育和成长的劳动,如,劳动强度大、对身体有毒有害的工种等。同时,用人单位还应当依据相关规定,保障未成年人良好的工作环境,明确规定适当的工作时间,掌握好未成年工的工作强度①。

中国法律根据未成年工的生理特点,在工作时间和工作任务的分配上对其进行了区别于成年工的特殊保护。年满16周岁未满18周岁的未成年工不得安排其从事矿山井下、有毒有害、国家规定的第四级体力劳动强度和其他禁忌从事的劳动,企业单位必须定期对未成年工的身体素质进行健康检查。

(二)未成年工劳动保护的法律依据

《中华人民共和国劳动法》和《未成年工特殊保护规定》等相关法律法规是中国保护未成年工的法律参照。

世界大多数国家都制定有关未成年工劳动保护的法律。有的是在单行法规或劳动法典中对相关条件进行了严格的限制。各个国家都颁布了一定的法律对未成年工进行特定的保护,但在利益的驱使和诱惑下,未成年工,尤其是童工仍被企业当作压榨和剥削的对象。如一些国家在相关雇佣契约的立法上并没有限制从事家庭劳动的童工,有些企业主为了逃避交税和支付较高工资,通过解雇成年工人,将一些传统工业品转包给私人家庭生产。从事这些生产的儿童既需要工作很长时

① 杨东霞. 关于对未成年工的特殊保护——南山铁矿有限公司一起未成年工劳动合同纠纷案分析[J]. 中国劳动关系学院学报,2007(8):48-51.

间,又得不到应有的假期和社会福利。

《中华人民共和国劳动法》第五十八条规定:国家对女职工和未成年工实行特殊劳动保护。

第六十四条规定:不得安排未成年工从事矿山井下、有毒有害、国家规定的第四级体力劳动强度的劳动和其他禁忌从事的劳动。

第六十五条规定:用人单位应当对未成年工定期进行健康检查。

《未成年工特殊保护规定》对未成年工在工种、劳动时间、劳动强度和保护措施等方面的规定指出,不得安排其从事过重、有毒、有害的劳动以及让其处于危险环境下进行作业。

二、未成年工劳动保护的内容与措施

(一)未成年工劳动保护的内容

针对未成年人的特性,国家对未成年工做出了特别保护规定,主要包括:①用人单位严禁安排未成年工从事矿山井下及有毒有害的工作;②不得安排未成年工从事体力过重的劳动;③对于法律法规中标明未成年工禁忌从事的劳动,包括森林业伐木、流放作业、高空作业、放射性物质超标的作业,企业不得以任何借口安排未成年工从事该类工作;④要对未成年工定期进行健康检查。从某种程度上来说,未成年人虽然可以参加工作,考虑到他们生理上和心理上不够成熟的特性,家长最好不要让他们过早参加工作。

1. 就业年龄的限制

确定最低就业年龄必须考虑青少年的身体发育状况,以及保障他们在就业前有接受完整义务教育的时间。《劳动法》明确规定:严禁用人单位招用未满16周岁的未成年人。为了维护未成年人的就业权利,严禁用人单位在就业招聘时歧视被人民检察院免予起诉、人民法院免除刑事处罚或者宣告缓刑以及被解除收容教养或者刑满释放的已满16周岁的未成年人。

2. 禁止未成年工从事有害健康的工作

身体发育还未成熟的未成年工,他们对有毒有害作业的抵抗力较弱,对特别繁重以及危险的工作不能适应。因此《劳动法》规定,招收录用未成年工时需要对其进行严格的体格检查,录用后也应当对他们进行定期的健康检查。

3. 对未成年工实施工作时间的保护

为了确保未成年工的正常发育以及让他们能继续进行文化学习,一般规定缩短未成年工的工作时长,并严禁企业安排未成年工加班或者加夜班。对于招收未成年学徒的行业,必须首先获得有关单位的审批,国家制定和颁布特殊的保护措施,确保未成年工的健康成长。16 周岁以下的学生,从事生产实习时的劳动时间,第一学年每天应在 6 小时以内,第二学年每天应在 7 小时以内,第三学年每天应在 8 小时以内。

4. 对未成年工进行健康检查

为保障未成年工的身体健康,用人单位定期对未成年工进行健康检查是非常必要的,这样可以防止他们身体出现异常情况,若发现即可及时对其进行治疗。这项义务个人和单位不能以任何借口不落实,或只是走形式。

5. 法律后果

当未成年工的权益被企业单位侵犯时,职工本人应主动积极地维护自己的权益,可以向有关部门提出申诉,请求仲裁。负责人及其所在单位的主管部门,应当根据情节轻重,以及权益被损害人的损失程度对企业单位给予行政处分,并要求单位给予被侵害权益的未成年工合理的经济补偿,若企业单位已构成犯罪,则需交由司法机关按照法律程序追究刑事责任。工会应对企业、事业单位行政方面给予有效的监察和督促。工会发现未成年职工的合法权益受到侵犯时,应当要求违反规定的单位和企业采取措施予以补偿,相关部门也应积极做出回应。

(二)未成年工劳动保护的意义

未成年工在社会经济发展过程中既是弱势群体,又是未来国家建设的新生力量,所以对未成年工给予法律上的保护是非常必要的。严格禁止使用童工,对未成年工不能从事的职业类型、不适合他们工作的环境以及针对未成年工的福利制度等问题的落实有着重要意义。

1. 体现了以人为本的指导原则

由于某些特殊的原因,在现实生活中,有些未成年人需要提前进入社会参加工作。例如,父母死亡导致无生活来源,希望通过参加工作自食其力;家庭出现经济困难,需要未成年人早日工作减轻家庭经济负担。因为这些情况的存在,法律规定已满 16 周岁的未成年人可以参加社会劳动,并给予他们特殊的照顾是国家对他们应负的责任。脚踏实地地解决未成年工的特殊困难,保障未成年工的合法利益,体现了以人为本的指导原则。

2. 有利于青少年的身体发育和健康

身体处于发育期的未成年人,面对现代机械化大生产劳动中的风险,他们在力量上、心态和经验上都不足以对其进行准确的判断和规避。若无法律制度对其进行保护，青少年的身心发育和健康将会因为过重的体力劳动而受到损害。因此，对未成年工实施特殊保护、禁止使用童工，都将有利于青少年的身心发育和健康。

3.有利于推动民族的繁荣富强

民族人口的素质决定民族的兴旺发达。对于身心发育尚未成熟的未成年工，他们虽然达到了最低就业年龄，但是对他们进行法律保护仍然十分必要。给他们提供一个健康、安全的生活成长环境将有利于他们的素质提升，进而有利于促进民族的繁荣富强。

(三)未成年工劳动保护的措施

未成年工劳动保护的主要措施有四点。

(1)岗前教育培训。有关单位应该对未成年工在正式上岗前进行严格的、规范的关于职业安全卫生的教育和培训。

(2)禁止安排未成年工从事有害于身体的工作。用人单位应根据有关规定避免安排未成年工从事第四级体力劳动和规定中禁止未成年工从事的工作。

(3)配给适合未成年工身体发育的劳动工具，保障其工作的安全。

(4)定期安排并组织未成年工进行健康检查。

企业必须自觉履行对未成年工实施特殊保护的职责，不允许存在剥夺未成年工享有特殊保护权利的行为。这些行为是影响构建和谐社会与和谐劳动关系的因素，更关系到社会的发展、国家的未来。企业必须提高思想认识，认识到未成年工是新一代的劳动生产力也是未来强有力的劳动力资源，既肩负着建设中国的社会责任，也是企业未来发展的后备力量。严格遵守《劳动法》，善待包括未成年工的全体劳动者，为他们提供健康、安全的工作环境是一个企业繁荣发展的基础。

遵守法律规定，严格遵守国家法律，禁止违法行为，应做到：力争扫除童工的存在，取缔这种违法行为；有毒有害的工作环境下禁止雇佣未成年人；对于企业延长劳动时间的行为要坚决禁止；严惩各种违法行为，重视对未成年工进行技能培训工作，为其提供劳动保护用品，并定期为其进行体检。对于当前未成年工劳动权益受侵害的问题，有关部门必须加强打击力度，应采取有效措施，对违法企业加大惩处。

三、未成年工劳动保护的现状及发展趋势

(一)未成年工劳动保护的现状

关于未成年工的特殊保护，尽管《劳动法》《未成年人保护法》《未成年工特殊

保护规定》等做了规定。但就目前情况看,一些非公有制企业和个体工商户考虑到未成年人对维护自身权益意识的不足,而且缺乏有效手段等,大肆侵犯未成年工的合法权益,以降低成本、追逐利润,而且这些现象有恶化的趋势。曾有调查显示:中国有8个城市的外来务工人员中,未成年工的比例平均约为10%,有的城市甚至超过了10%①。而且在招用未成年工的企业中,很多并未履行未成年工特殊保护的规定。

(二)未成年工劳动保护的发展趋势

1. 未成年工保护存在问题的原因

以上情况清晰地反映了在中国对未成年工的保护情况存在很大的漏洞,虽然制定了法律法规但并未落实到位。其主要原因有四个方面。

(1)法律法规不完善。国际劳工组织《儿童权利公约》中第6号《儿童夜班工作公约》有保护未成年工的夜间工作权益的有关规定,而中国的法律一直未涉及未成年工夜间工作的相关问题。中国对未成年工健康检查的规定可操作性较差,难以落到实处。各项规定只做了原则性的规定,实践性并不强。中国的《公司法》指出了公司应该承担社会责任,但其具体内容以及违反后将承担的法律责任却没有明确规定。

(2)监督不力、执法不严、责任不明。在中国,未成年工权益被侵害的现象屡见不鲜,要改变这一现象首先需要各级政府加强具体而细致的管理,使规定变为保护未成年工的工具。另一方面,当出现未成年工特殊保护受到侵害的事件时,需要追究各级政府的责任。而政府有关部门有时会采用企业没有登记,属于私自生产的托词来逃避责任。不登记私自生产固然是违法行为,但是,如果不登记就能私自生产,那么有关部门应负失职之责,不能否认,保护未成年工的合法利益应该是政府不可推卸的责任。

(3)责任主体泛滥。造成未成年工特殊保护存在诸多问题的另一个原因就是责任主体虽然多,但是真正能管事的、落实问题的却很少。《未成年工特殊保护规定》中指出了很多责任主体,任何组织和个人都可以对侵害未成年工权益的行为进行制止和检举控告。多个责任主体是为了更好地保护未成年工的利益,但多位责任主体在实际发生责任事故时,部分主体却推脱责任并获得豁免,这样一来更助推了未成年工特殊保护难以落实。

① 叶静漪. 企业应保障未成年工享有特殊保护权利[N]. 工人日报,2006-08-14.

(4)法律法规宣传不到位。法律法规的宣传工作并没有深入基层,一些企业单位并没有意识到对未成年工进行劳动保护的重要性,一些未成年劳动者也没有对自己权益维护的意识。因此,普及法律仍然是一个急需解决的问题。

2.维护未成年工劳动保护的对策

未成年工的特殊生理心理特性决定了其自身保护能力较差。如何更好地保护其权益,是中国必须重视并解决的问题。

(1)完善立法。未成年工的权益得到充分保护的前提是有完善的立法作为依据。首先,在法律中详细规定未成年工体检的义务,并尽快制定关于未成年工夜班工作的相关制度等。其次,在法律中细化责任主体,在规章制度中做出明确的规定。在《公司法》中需要注明公司社会责任的具体内容,细化法律责任主体,对相互推诿的应追究其法律责任,加大执法监督力度。再者,违法行为应承担的法律责任也应该有明确的规定。最后,任何立法都只是基础,而执法才是关键。明确各自责任主体后,加大执法监督的力度,保证相关法律法规的贯彻落实是重中之重。只有不折不扣的执行,才能避免法律规章变成一纸空文。

(2)加强法律法规的宣传。聚集全社会的关注、监督和支持,加大未成年工特殊保护法律规定的宣传力度,开展对企业单位的宣传教育,营造一个良好的法律法规贯彻实施的社会环境是至关重要的。为了从根本上减少和杜绝企业主凭借劳动用工关系中的主动地位,不遵守国家有关法律规定,侵害未成年工合法权益,政府有关部门应当加强对企业经营管理者的宣传教育,加强管理和监督的力度,采取有效措施将这项工作落到实处,确保未成年工劳动保护工作取得令人满意的成果。

第三节　残疾人的特殊劳动保护

残疾人属于社会弱势群体,需要社会的帮助。目前,中国残疾人事业发展落后,残疾人生活水平令人担忧。其中,全国贫困人口的1/3是残疾人,他们的生存状况仍然有着诸多困难。当前在构建和谐社会的背景下,我们应当贯彻党的实现全体国民共享国家经济发展成果的指导思想,更多地关心、关注、关爱残疾人,社会也应给予他们更多的帮助。完善的残疾人社会保障制度象征着一个国家的制度完善和人文关怀程度,进而体现了国家的整体素质和发展程度。当前,中国经济发展迅猛,国民生产总值不断升高,国际地位也在稳步上升。所以,我们更应该深入落实公平、正义、共享的核心价值观,发展残疾人社会保障事业。关于残疾人社会保障的核心内容应当确立公平、平等的准则。将政府责任和社会责任结合起来、普遍性制度和专项制度双头并进；生活保障与其他保障、经济保障与服务保障有效结合，形成一套完整的制度。与此同时，应当增加财政援助，提倡社会援助，使残疾人也能共享社会发展的成果①。

一、残疾人劳动保护的概念及法律依据

（一）残疾人劳动保护的概念

残疾人是指在心理、生理、人体结构上，某种组织、功能丧失或者不健全，全部或者部分丧失以正常方式从事某种活动能力的人。残疾人的范围包括视力残疾、听力残疾、言语残疾、肢体残疾、智力残疾、精神残疾、多重残疾和其他残疾。

残疾人因为身体残缺或功能障碍，在社会上以一种特殊群体的形式存在。尽管残疾人群体中也有成功者，但从总体看，他们是一个弱势群体，需要有特殊的制度保障他们实现平等、参与、共享的权利。

在全世界范围内，残疾人社会保障的建设水平可以用来衡量一个国家或地区经济发展的水平与文明进步程度的高低。中国随着经济的持续高速增长已跻身中等发达国家行列，因此重视残疾人社会保障事业的发展、努力建设健全残疾人社会保障体系也成为随之而来的重心，并占据优先的战略地位。

（二）残疾人劳动保护的法律依据

中国对残疾人的劳动保护法律依据主要是《劳动法》《中华人民共和国残疾人保障法》。

残疾人是国家的合法公民，不能因为他们存在某些生理上的缺陷，就对他们进行排斥和歧视，甚至不给他们参加国家和社会事务的权利。《中华人民共和国残疾人保障法》的作用在于通过立法的形式保障和维护残疾人的权益，使他们有平等的机会参与社会生活，共享社会发展成果，进而维护残疾人的合法权益，从而实现残疾人保障法的根本宗旨。

公民在法律面前一律平等是《宪法》的基本原则，正是基于《宪法》的原则，才形成了《中华人民共和国残疾人保障法》的基本精神。在《宪法》第四十五条中，明确有保护残疾人权益的条款。《中华人民共和国残疾人保障法》正是依据《宪法》的原则制定的，是对《宪法》有关条款的延伸和具体化。

---

① 郑功成. 中国残疾人社会保障的宏观思考[J]. 河南师范大学学报，2007(8)：84－88.

残疾人因为其自身的缺陷，在社会上面临诸多困难。因此，国家有必要制定相关法律法规，使残疾人能享受应有的权利。

二、残疾人劳动保护的内容与措施

（一）残疾人劳动保护的内容

中国的《劳动法》《残疾人保障法》等都对残疾人进行了法律上的保护规定。保护内容有五个方面①。

（1）享受平等就业以及自由选择职业的权利。残疾人可以同其他人一样，依法享有平等就业和择业的权利，他们可以根据意愿、喜好、特长和能力选择职业。

（2）获得劳动报酬的权利。残疾人有依照法律及劳动合同的规定取得报酬的权利。随着国家关于劳动者的法律法规日渐完善，残疾人劳动者与用人单位签订的合同中必须含有劳动报酬的条款。

（3）享受劳动安全保护。用人单位应当采取有效措施，为残疾人劳动者创造安全的劳动条件和工作环境。积极采取措施避免工伤事故的发生，创造安全的环境防止残疾人出现职业病，使残疾人的安全得到保障。

（4）接受职业技能培训的权利。职业技能培训是劳动者增强就业能力和工作能力并提高自身素质的重要途径。

（5）享有社会保险和社会福利的权利。残疾人劳动者和普通劳动者一样，依法具有享受社会保险和社会福利的权利，同时还享有参加工会组织和当权益受到侵害时申请劳动争议处理的权利。

（二）残疾人劳动保护的意义

残疾人劳动权益保障水平的高低能够衡量一个国家文明进步的程度，维护和保障残疾人的劳动权益是一个社会实现公平、正义的方法，也象征着人类文明的进步。在一个文明程度较高的社会中，残疾人的劳动权益保障是比较充分的。

维护和确保残疾人劳动就业权益对实现社会稳定、和谐发展有着非常重大的意义。残疾人群体是社会成员的一部分。要保证社会向着健康、和谐的方向发展，必须要保证社会的每一部分都健康，这样才能保证整个社会的稳定和秩序的良好。残疾人由于身体的原因被边缘化，从而出现自发的疏离社会主流的现象。让残疾人参与社会劳动，劳动给他们带来收入，使他们有自食其力的能力。他们将会因此

① 刘冬、王强．残疾人特殊劳动法律保护问题探讨［J］．企业导报，2011（12）：181．

对自己更有信心，能够重新看待自己在社会中的地位，从而对社会产生较强的认同感，以积极的心态在社会中生存。由此可见，我们应当充分保障残疾人的劳动权益，让残疾人与其他社会成员进行平等的社会交往和沟通，使他们在行为规范和价值观上能够达成共识。残疾人的权益得到保障有利于推动社会合作，增强社会的稳定性并保障国家的和谐发展，从而实现社会的安全运行与高速发展。

提高社会生产效率手段之一就是在保障残疾人劳动就业权益的前提下促进残疾人就业。随着经济全球化，我们面临着更加严峻的形势，尤其在经济竞争上。要想保持经济稳步上升就必须挖掘现有的劳动力资源，最大限度地让国民投入到生产活动中去。残疾人劳动力资源的闲置是一种人力资源的浪费。残疾人有很多就业潜力可以挖掘，他们的就业并不会影响正常人的就业，而是创造更多的就业模式，将社会潜在的创造能力挖掘出来。另一方面，即使他们的就业会影响正常人的就业岗位，但是在竞争的过程中也会自觉地提高社会效率实现优胜劣汰。另外，保障残疾人的权益，不仅是解决残疾人的问题，也关系到与残疾人共同生活的亲属的工作和生活。残疾人能够走出家门进入社会化大生产中创造财富，对与其共同生活的亲属来说，不仅减轻了他们的家庭负担，同时也减少了他们的其他顾虑，让他们可以专心工作。从这个角度看，保障残疾人劳动就业权益，对促进社会发展有着重大意义。对于残疾人劳动权益的保障，需要作为发展社会文明的必要工作进行全方位的支持，需要政府更多的促进与保障①。

（三）残疾人劳动保护的措施

在对残疾人进行劳动保护时，就业援助制度是非常重要的。残疾人就业援助体系，包括技术援助和社会援助两方面。

1. 技术援助

残疾人就业的技术援助包括技能培训、职业能力评定和提供就业信息。

（1）技能培训。从中国的情况看，受教育程度较低、职业技能的培训不够是影响残疾人就业的重要原因。国家应当加大对残疾人的教育投资力度，重视对残疾人的教育和职业培训，提升残疾人的就业能力，缩小残疾人与正常人的就业差距，提高他们的社会竞争力，使他们能够更好更快地融入社会，为社会生产做出贡献。所以，国家应重视残疾人职业技能培训，探索适合残疾人就业的职业教育模式，增设培训项目，让更多的残疾人走出家门进入生产行列。扩大培训面，对不同需求的

① 李媛媛. 残疾人劳动就业权益保障法律研究［D］. 南宁：广西大学学位论文，2009（6）：75－79.

人提供不同的培训项目,使有培训需求的残疾人能接受免费培训,帮助他们在就业市场获得更多的优势,让他们重新回到就业岗位上去。

(2)职业能力评定。中国在残疾人就业问题上取得了显著的进步,特别是在数量指标上有很大的突破。但是我们不能止步不前,只局限于形式上的成果,在就业质量和效果上仍然需要有更大的进步。我们应当从残疾人自身条件出发,因人制宜开展残疾人就业工作。全面了解残疾人参与职业活动的情况,包括:人数的预测、基本活动能力的判断、从事职业的种类、对工作环境的要求和适应性状况等,积极探索通过何种训练能开发他们的作业潜能。帮助他们提高心理状况,使他们积极地融入社会、适应社会,利用科学有效的方法确定残疾人职业活动目标和职业发展状况。

(3)提供就业信息。对于残疾人来说,阻碍他们发展的另一个因素就是就业信息的残缺和不完整,即信息不对称。中国残联虽做出了一定的努力,建立了就业信息网,但目前大多数残疾人就业服务机构仍然依靠人工收集信息,技术手段比较落后,耗时耗力,而且信息量还相对较少。对很多残疾人来说网络是陌生的。在对残疾人进行宣传和培训时,要想发挥就业信息网的作用,就需要在全社会进行大力推广,使供求信息最大化,不仅要对残疾人进行宣传,还要提供查阅信息的便利条件,并对残疾人进行一定的培训。一般来说,残疾人的经济条件比较窘迫,接触网络的机会较少,对于网络信息比较陌生。所以,对他们要提供一些便利的使用条件,比如,在社区建设网络室,配套电脑,提供查询服务,或者给予一定的补贴让更多的残疾人能够购置电脑等,然后对他们进行电脑技术培训。这样既能使他们学会自由的查询需要的就业信息,也培训了他们使用电脑工作的技能。

2. 社会援助

残疾人就业的社会援助包括行政援助和法律援助。

(1)行政援助。随着政府社会管理职能的增强,政府在促进残疾人劳动就业方面显然要承担更多的义务。目前,政府还要在以下几个方面完善工作:①消除带有歧视性质的招聘条款,按比例安排残疾人就业;②合理化财政预算,及时缴纳保障金;③同等条件下,优先购买使用残疾人的生产单位的产品或者服务;④建设无障碍设施,为残疾人工作提供便利。

行政援助的执行问题,首先要解决各职能部门工作的分工问题。当前由人力资源和社会保障部门、民政部门分别负责残疾人就业的工作,出现功能难以统一、人为把残疾人事业分割的问题,从而造成管理资源的浪费。而如果强化残联的功能,则会削弱政府对残疾人工作的领导与监督。因此,根据中国实际情况,解决残疾人就业问题,必须加强残疾人工作委员会的管理权能、参与权能、维护权能和服务权能,即提高各级政府残疾人工作委员会的工作效率。对于未能安排残疾人平等就业或就业工作岗位不合理,或克扣工资、不按规定办理各种社会保险和福利的行为,有权申报税务、工商、民政等部门对违规企业做出相关的处罚。

(2)法律援助。司法保护是维护残疾人劳动就业权益最为现实的途径之一,是社会正义的最终防线。司法机关依照法定职权和程序做出公正判决是残疾人的劳动就业权益受到侵害后最重要的保障,必须利用严格的法律手段来确保残疾人的劳动权益,从而进一步维护其权益不受到损害,且必须完善中国法律救助制度,给予残疾人实质意义上的保护。可采取的措施有四点①。

第一,让司法机关、政府部门明确各自在法律援助中的主体地位以及义务和法律责任,让残疾人能在需要的时候得到及时有效的法律援助。

第二,扩大关于残疾人法律援助工作的范围,其范围不局限于刑事诉讼,同时也要将非诉讼法律事务包含在内。

第三,从程序上给予更多照顾。如法院应对经济困难的残疾人免于预收受理费。代为行使收集、取证义务;保证在庭审程序中残疾人的诉讼权利得到有效的特别保护,如手语翻译等,以保证残疾人能够完全、真实地表达其意思,为残疾人的维权扫清障碍。

第四,保证法律援助的经费透明公开。县级以上政府应采取积极措施和政策筹措资金,拓宽资金来源,比如,创建残疾人法律爱心基金,引导社会力量参与其中,保障残疾人法律援助的经费来源充足。

三、残疾人劳动保护的现状及发展趋势

(一)残疾人劳动保护的现状

残疾人就业的问题意义重大,它不仅影响中国生产力水平,同时也关系到中国社会文明的建设。中国长期以来十分重视残疾人劳动就业工作,很多法律都明确指出要对残疾人劳动就业给予支持和重视。通过出台一系列政策措施以及建立完善的法律法规、强化职业培训与服务的工作、积极开拓新的就业渠道和岗位,推动残疾人就业,推动和保障残疾人就业权利的实现。

虽然中国在残疾人就业问题上取得了显著进步,但同社会经济发展以及广大

---

① 李媛媛.残疾人劳动就业权益保障法律研究[D].南宁:广西大学学位论文,2009:112-124.

残疾人的期望值相比，还有着较大的差距。近年来，中国的整体就业形势较为紧张和严峻，残疾人由于自身障碍和缺陷，受环境影响更加突出，就业形势不容乐观。残疾人劳动就业培训发展缓慢，难以满足残疾人就业工作的迫切需求，必须将残疾人事业的发展和建设进一步制度化、标准化和社会化。

(1)残疾人严峻的就业形势。中国具有劳动能力而且已经达到就业年龄的残疾人有很多无法成功就业，而且残疾人数量也在逐年增长。当经济遭受影响，企业面临困难时，残疾人失业的风险将高过正常人。

(2)残疾人就业的层次水平较低。有关残疾人抽样调查表明，残疾劳动者的劳动岗位多处于次级劳动力市场，大部分残疾人只能从事技术含量低，操作简单的体力劳动①。

(3)残疾人就业的报酬较低。据有关调查表明，在浙江 8 个地区里，残疾人月收入水平大部分只在800 元以下，占调查对象的75.6%，低于同期浙江省城镇人均月收入 1 487 元②。此项调查说明大部分残疾就业者需要亲友资助或政府补助，并不能靠自己的工资来维持生计。

(4)在不同区域、不同类型残疾人之间的就业形势存在较大的差距。农村残疾人就业体制较为单一，缺乏资源，且没有充分享受到政府的优惠政策以及教育培训福利。而城镇残疾人就业能充分享受政府优惠政策、参加职业教育与培训，提升自己的竞争力。从而进一步造成城乡残疾人生活水平和整体状况差距较大。

(二)残疾人劳动保护的发展趋势

1. 残疾人劳动保护存在问题的原因

残疾人就业相对比较复杂，一直受到众多因素的综合影响。总的来说，导致残疾人就业困难的原因有三个方面。

(1)社会条件障碍。社会中对残疾人仍然存在观念障碍。有很多人在潜意识里歧视残疾人。在招聘过程中设置歧视条款，或者人为增加残疾人应聘难度。在经济发达地区，高素质的残疾人仍然免不了被歧视的命运，残疾大学生就业也有重重阻碍，残疾妇女的就业更是雪上加霜，在残疾和性别的双重歧视下，残疾妇女就业面临着更大的困难和挑战，承担更大的就业风险。由于残疾人存在生理、心理方面的缺陷往往会受到社会排斥。社会排斥是残疾人就业的最大障碍，因而导致残

① 张建伟、胡隽. 中国残疾人就业的成就、问题与促进措施[J]. 人口学刊，2008(3)：49－52.

② 张建伟、胡隽. 中国残疾人就业的成就、问题与促进措施[J]. 人口学刊，2008(3)：49－52.

疾人的就业形势异常严峻。市场化的进程导致劳动力市场变化从而减少了残疾人就业的岗位。中国在社会转型的大背景下，严重制约了残疾人就业。与此同时，劳动力供求严重失衡也是削弱残疾人就业的因素，所谓的"强势群体"就业需求都出现了很大的就业缺口，有很多身强力壮的正常人都出现了失业的情况，对于在就业竞争中没有优势的残疾人来说就更加困难。因此，残疾人的失业率远高于社会的平均水平。

（2）残疾人就业能力障碍。残疾人的就业能力受到教育和培训程度的影响，即人力资本投资。众所周知，人力资本投资越大，就业能力就越强。有调查显示，中国残疾人受教育程度与正常人相比明显偏低。残疾人由于受教育程度普遍不高，导致文化素质、职业技能都难以适应当今竞争机制下的就业需求，从而导致他们的社会处境越发艰难，形成了恶性循环。无法通过足够的渠道掌握有用技术的残疾人往往找不到工作，即使找到工作也只是水平较低、操作简单、可替代性强、不稳定的和发展前途黯淡的。这既打击了残疾人就业的信心，也影响了残疾人在社会中的地位。

（3）残疾人就业信息障碍。残疾人就业信息的障碍也在很大程度上影响了残疾人的就业情况。当前残疾人的就业渠道较为单一，由于相关部门的重视不足，导致残疾人就业市场建设滞后、就业服务机构人员不足、信息滞后和服务不到位。在这些阻碍下导致残疾人与用人单位之间信息渠道不畅，中国的各种社会机构，很难便利地为残疾人提供充分的就业服务和机会，使残疾人获取有效充足的就业信息，从而将残疾人隔离在了就业大门之外。

2. 维护残疾人保护的对策

维护残疾人保护的对策应从八个方面入手①。

（1）营造良好的社会氛围，促进残疾人就业。社会氛围在很大程度上影响着残疾人的存在状态。目前，社会对残疾人的认识存在很多误区，部分人将残疾人当成社会的"包袱"，不认为帮助残疾人是社会的需要，而把它看成是一种施舍和恩赐。由于用人单位为了避免增加医疗费和为残疾人职工提供无障碍通道等配套设施的开支，宁愿缴纳残疾人就业保障金，也不愿雇用残疾人。在这种社会氛围的情况下，部分残疾人形成了等、靠、要的依赖思想，没有自立自强的意识，缺乏使他们走出困境的竞争意识和创新意识。残疾人群体中部分人的择业意识和择业能力也

① 张建伟、胡隽. 中国残疾人就业的成就、问题与促进措施[J]. 人口学刊，2008(3)：49－52.

导致了残疾人在劳动力市场上的结构性失业。因此,必须加强全社会关心、帮助残疾人的社会氛围的营造。相关部门要大力加强法制建设,维护和保障残疾人平等就业的权利。与此同时,残疾人需要自立自强,不断提升自身综合素质,提升职场竞争力。

(2)完善就业服务,推进残疾人就业。残疾人就业服务机构作为组成公共就业服务机构的重要部分,必须要保证机构建设和队伍建设的强化工作。加强对残疾人职业培训的机构建设,根据市场为导向,有方向性、目的性的将培训与就业相结合,将职业培训落到实处,有针对性地对各种残疾人进行技能提升计划。政府也应保证残疾人培训的非营利性,通过财政拨款来解决残疾人的培训费和机构建设费,或者从征缴的残疾人就业替代金中支付。要加强宣传,让全体公民认识到对残疾人的培训上岗有利于社会发展和进步,是生产力和生产水平的再创造,而不是施舍和负担。加大残疾人职业培训资金投入,建立完善残疾人技能人才奖励机制。

(3)充分利用残疾人就业保障金,支持残疾人就业。随着改革性措施的实施以及缴纳方式的不断创新,其资金规模不断扩大,很好地利用和管理这笔资金将有利于残疾人事业的发展,促进其就业。残疾人保障金是为残疾人就业提供相应的物质保障的,它将拨给雇用了残疾人的用人单位,并监督他们是否用于针对残疾人就业所需要的改造和完善办公条件、生产用具、坡道和厕所等有利于残疾人的项目上。通过这种方式降低雇用残疾人的成本,吸引更多的企业单位心甘情愿地雇用残疾职工,而无资金成本的后顾之忧。对于那些超比例安置残疾人就业的用人单位,可以利用残疾人就业保障金对其进行社会保险补贴和照顾。虽然有残疾人就业保障金作为一部分资金来促进残疾人就业,但同时,政府也要对其进行适当的财政拨款,加强残疾人就业的建设和推广。

(4)全面施行残疾人按比例就业。为了促进残疾人就业,国际社会的普遍做法是按一定比例安排残疾人进入企业就业。用人单位必须严格按照要求雇用一定数量的残疾人,对于达不到雇用比例要求的企业,要处以相应的罚款。这些罚款被用于残疾人的技能培训和就业安置上,这个方法在国际社会取得了卓越的成效。该方法适应人口流动、农民进城就业的需要,有望促进农村残疾人转移就业。

(5)大力扶持残疾人就业,积极推动残疾人自愿就业。残疾人自主就业是市场经济条件下解决残疾人就业的有效途径。残疾人个体就业和自主就业具有自主灵活、自发性强、渠道便利等特点,不仅可以解决他们的生活问题、实现平等,还能参与奉献社会,推动经济发展。国家应更加重视残疾人的自谋职业,并鼓励其自主创业，为其提供有力的资金资助，对他们进行指导和培训，加大宣传力度和支持工作，让他们能比较方便地了解国家优惠扶持政策，统筹残疾人和困难群体就业。

(6)大力推动残疾人集中就业。集中安置就业是残疾人就业的重要组成部分。社会福利企业虽然在解决残疾职工就业上存在残疾职工选择范围窄、层次低、收入水平偏低等局限性，但是不可否认它在解决残疾人就业中有着重要作用，而且福利企业给残疾人就业创造了一个平等的环境，对残疾职工进行集中管理与培训也很方便，为残疾人提供了更多的个人发展机会，提高了残疾人参与社会的积极性。因此，福利企业具有一定的优势，解决残疾人就业问题离不开社会福利企业的发展和推动。

(7)实施农村残疾人扶贫开发计划。有调查显示，由于自身缺陷和外部因素，相当一部分残疾人生活处于贫困状态。如今国内正在加大力度关注农村最低生活保障制度的实施和推行。对于那些缺乏自救能力、生活困难的特困人口将得到最低生活保障制度的安抚。而其中具备劳动能力的贫困残疾人也将通过扶贫来脱贫致富。农村残疾人由于生理弱势无法像健全人一样进城务工或经商，因此，对于留守在农村的残疾人应对其进行转移就业培训，使他们也能分享城市化的成果。

(8)重视残疾大学生就业工作。残疾人接受高等教育是非常值得关注的工作重心。如今高等院校扩招，对有身体残疾的考生降低身体条件限制，使残疾人能够获得更多接受高等教育的机会，这对带动残疾人就业有着非常重要的意义，也高度体现了国家对残疾人就业事业的重视和努力。残疾大学生增加了残疾人群体的实力，提升了他们的素质，可以更有效地带动残疾人努力奋斗。残疾大学生在残疾人群体中属于佼佼者，政府应给予相关优惠政策帮助他们，创造条件帮助他们就业。

本章小结

女职工是创建人类文明、推进社会经济发展不可忽视的力量。女职工素质的高低，在很大程度上决定着国民素质的整体水平。女职工的积极性和作用能否发挥，与经济和社会发展的进程密切相关。

未成年人是一个特殊的社会群体。他们在社会中属于弱势群体，积极有效地保障未成年人的合法权益，是维护中国宪法和法律的统一和尊严，以及促进社会稳定和谐的基本需要。

残疾人由于身体残缺及功能障碍等影响，在社会中以一种特殊的形式存在。尽管残疾人群体中也有成功者，但从总体看，他们仍然是弱势群体，仍然需要有特殊的制度保障他们平等、参与、共享的权利。

《劳动法》和《残疾人保障法》是中国对残疾人的劳动进行保护的法律依据，残疾人作为国家的合法公民，他们也应当享有同其他公民一样平等的权利，而不能因为他们自身的某些残疾，就限制他们就业。

残疾人社会保障的建设水平往往可以用来衡量一个国家或地区经济发展与文明进步的高低。中国紧随时代的步伐，经济的持续高速增长，已逐渐跻身中等发达国家行列，因此重视残疾人社会保障事业的发展、努力建立健全残疾人社会保障体系已成为工作重心，并占据优先的战略地位。

思考题

1. 女职工劳动保护的意义是什么？
2. 目前中国女职工劳动保护的现状以及趋势是怎样的？
3. 未成年工劳动保护的措施有哪些？你对于更好地保护未成年工的合法权益有哪些建议？
4. 为什么要对残疾人进行劳动保护？对残疾人的劳动保护对中国的发展有什么现实意义？
5. 特殊群体的劳动保护对国家发展的现实意义是什么？如何才能更好地落实对特殊群体劳动保护的问题？

案例讨论

案例 1　女职工“三期”劳动保护

在孕期的女工陈小姐凭医院建议休息的证明却未获批准请假，当然也就没有领到工资。为此，陈小姐诉至法庭，提出要求支付怀孕哺乳期间的工资。依据劳动合同的期限应自动延续至医疗期、孕期、产期和哺乳期期满为止的有关规定，日前，法院做出上海某娱乐公司支付员工陈小姐工资1.6万余元的一审判决。

陈小姐系安徽来沪从业人员，2006年9月28日进入娱乐公司工作，担任女宾部主管。2007年7月12日，陈小姐经医院诊断怀孕40天。2007年9月28日，医院出具建议休息4周的诊断意见。陈小姐实际上班至2007年9月30日。2008年2月26日，陈小姐在医院剖宫产女。由于陈小姐未获怀孕期间工资等原因，于2008年12月3日申请仲裁，但未获支持。为此，陈小姐诉至法院，提出要求判娱乐公司支付怀孕期间的工资等诉请。娱乐公司辩称,2007 年 12 月 1 日,陈小姐以快递方式向公司邮寄请假单,但并未得到批准,故自 2007 年 12 月 1 日起,陈小姐即属于旷工。故不同意诉讼请求。

经查明,娱乐公司已支付陈小姐至 2007 年 11 月止的工资。法院认为,按照相关规定,劳动者在医疗期、孕期、产期和哺乳期内,劳动合同期限届满时,用人单位不得终止劳动合同。劳动合同的期限应自动延续至医疗期、孕期、产期和哺乳期期满为止。在双方签订的劳动合同期限内,因陈小姐怀孕,故双方的劳动合同应自动延续至 2009 年 2 月 26 日,即陈小姐哺乳期期满为止。

资料来源:温明. 女职工"三期"劳动保护案例[N]. 人才市场报(说法堂),2010－10－04。

案例 2　违反未成年工保护规定安排工作

申诉人:邓某,男,17 岁,初中文化程度,某国有煤矿工人。

被诉人:某国有煤矿。

法定代表人:古某,男,52 岁,某国有煤矿矿长。

1994 年 8 月 27 日,邓某接其父的班,被该矿招为合同制工人,双方签订了为期五年的劳动合同,并安排邓某在矿办公室当通信员。在办理接班手续时,经过当地劳动部门审批,并对邓某进行体格检查。1995 年 5 月 9 日,该矿因精简机构,压缩非生产部门工作人员,安排邓某下井到采掘面工作,邓某当即拒绝,并说明缘由。矿方也认为安排其从事井下工作不妥,并于同月 12 日安排邓某到锅炉房干司炉工作,也被邓某拒绝。事后,一些工人反映如果邓某不到一线工作,他们也不去一线。这样一来,矿方认为邓某不服从分配,已经给矿上的工作造成不良影响。于是,1995 年 5 月 22 日,经矿长办公室决定对邓某进行辞退,并于第二天张贴了公告并向邓某送达了辞退通知书。邓某不服,认为被诉人对其调整的工作,属于国家规定禁止未成年工从事的范围,因此,对被诉人的做法不服,向当地劳动争议仲裁委员会提出申诉,要求撤销对其辞退的决定,安排力所能及的工作。

被诉人认为,邓某虽然未年满 18 岁,但身体健壮,有力气从事一些体力劳动,正值矿上正在精简机构,压缩非生产部门的人员,充实一线工人,在此情况下,调整邓某工作,而邓某两次都不服从,在矿上造成不良影响,因此,该矿才对其做出辞退处理。

资料来源:违反未成年工保护规定安排工作,中国劳动咨询网,2008－06－23。

第五章　工伤保险与工伤职业康复

学习要点

通过本章的学习，了解工伤的内涵和特征，领会工伤保险的内容和补偿原则，掌握工伤保险事故的类型、认定标准以及劳动能力的鉴定流程，学会工伤预防与康复的措施和方法。

关键概念

工伤；工伤事故；工伤认定；工伤保险；工伤补偿；工伤预防；工伤康复；劳动能力鉴定

第一节　工伤保险的作用与原则

一、工伤保险的概念

（一）工伤

工伤又称作职业伤害，通常是指职工在生产劳动中因身处不安全、不卫生等对人体有害的环境中，导致发生与之相关的对职工身体或精神造成损害的意外事故，也包括职业病、意外事故伤害和由于这两种情况导致职工的死亡、身体伤害或残缺。

（二）工伤保险

工伤保险又称为职业伤害保险，它是对职工在生产经营活动中受到意外事故的伤害或患有职业病，并因此导致身亡、暂且或永远失去劳动能力时，给予职工法律规定的医疗救护和必须的经济补贴的一种社会保障制度。工伤保险补偿包括：工伤康复费用、医疗康复费用，以及最基本的生活保障费用。工伤保险基金由社会统筹而来，汇总集中了用人单位所缴纳的工伤保险费，是工伤保险事项运行的经济来源。

二、工伤保险的补偿形式及作用

（一）工伤保险的补偿形式

工伤保险为职工提供的物质上的扶助，大部分是对遭受工伤的职工进行医疗救护,以及对工伤职工及其家属进行经济上的补偿。

(1)给予工伤职工一次性或永久性的伤残补助,以及给予因工伤死亡的职工生前所养育的直系亲属的慰问金等。

(2)通过对工伤职工的救治并进行工伤康复等疗养,使工伤职工身体得到恢复,并能够再一次走上工作岗位,成为社会劳动力。

(二)工伤保险的作用

(1)工伤保险是社会保险制度中重要的部分,它代表着职工在生产经营活动中应该享有的基本权利,同时也是国家对职工应负的社会责任,是由国家立法强制实施的一种社会保险制度。它的实施是社会发展和人类文明的成果和标志。

(2)实行工伤保险制度不仅缓解了工伤或患有职业病的职工和家属对其工伤医疗和基本生活的忧虑,同时给予一定的伤残补贴和遗属抚恤使其生活得到保障。工伤补偿能够体现出国家对于职工的尊重,同时能够提升职工的工作热情。

(3)工伤保险的建立不仅有助于单位的生产安全情况得到改善,同时也保护了职工安全,维护社会稳定,减少劳动生产力的损失。工伤保险和生产单位劳动条件的提高、疾病预防、安全知识教育、医疗救治康复和社会服务工作等密切相关。工伤保险通过减少和防止工伤意外事故的发生和职业病来保障工伤职工的身心健康,同时对劳动生产经营单位的生产安全环境有着重要的作用。

(4)工伤保险使职工享受到了应有的权利,保护了职工的合法权益。对事故发生后的处理和生产力的恢复十分有利,同时也起到了维护社会安定的作用。

三、工伤保险的特征与原则

(一)工伤保险的特征

(1)工伤保险是针对生产劳动过程中的劳动者而设立的社会保险制度,因为职业危害时刻存在于劳动者的身边,所以无论多么的小心谨慎我们都无法完全避免职业伤害。因此,工伤保险作为社会保险中的重要组成部分,适用于所有的劳动者并为其抵抗职业伤害所带来的危害,只要劳动者发生工伤事故并得到认定,或者患有职业病都可以得到工伤保险的补偿和帮助。

(2)工伤保险是具有赔偿性责任的保险制度,意味着当劳动者权利受到一定的影响、伤害或者被剥夺的时候,工伤保险就具有对工伤职工的赔偿责任,工伤保险与其他社会保险的设立责任不同。

(3)工伤事故发生后都会有事故的责任方,但工伤保险所实行的却是无过错责任原则,即由用人单位承担工伤保险的责任。

(4)一般的社会保险都是由国家、企业和个人三方共同承担,但工伤保险保险金的缴纳全部由用人单位承担。

(5)工伤保险的待遇比较优厚,同时有较高的标准。由于工伤事故的不同待遇也有区别。

(6)工伤保险的保障内容比商业意外保险多。作为社会福利,工伤保险不仅包括劳动者在劳动经营中遭受的意外伤害,同时包括报销职业病治疗费用和急性病猝死的劳动者保险金和丧葬津贴。商业意外险与工伤保险相比较,在时间和空间上都有很大的范围,所保障的是劳动者在工作和休息时间遭受到的意外事故伤害。两者相比各有不同,如果劳动者是在上班的路途中遇到了意外伤害,工伤保险只保障因非本人主要责任的交通意外事故,其他的情况不能被确认为工伤因而无法得到工伤保险的保障。

2010 年 12 月 20 日,国务院第 136 次常务会议通过的《国务院关于修改〈工伤保险条例〉的决定》,对 2004 年 1 月 1 日起施行的《工伤保险条例》做出了修改。修改的主要内容是将工伤认定的范围进行了扩大,主要是指在职工上下班的路途期间发生交通事故,包括城市轨道、客车、轮船和火车等,以及个人非主要责任的交通事故导致职工遭受意外事故的,都可以认定为工伤。

在医疗费用的赔付方面,如果劳动者同时参保了工伤保险与商业保险,则一般由工伤保险先行报销而商业保险则是对剩余的金额进行相应的赔偿。如果劳动者出现身体残缺或死亡,则两种保险的补偿份额不存在冲突可以共同享有。

(二)工伤保险的原则

工伤保险有 10 个原则。

第一,无过错补偿原则。工伤事故发生后都会有事故的责任方,但工伤保险所实行的却是无过错责任原则,即由用人单位承担工伤保险的责任。包括以下五方面的内容:

(1)工伤保险的损失赔偿根据国家的社保政策是由用人单位承担的,与哪一方的责任无关。

(2)工伤保险津贴以实际情况为基础进行给付。

(3)若劳动者因伤死亡或身残,不给付一次性的抚恤金而是给付年金。

(4)工伤保险是国家立法强制性的保险,不受企业破产的影响,保障劳动者的合法权益。

(5)在承担赔偿责任时不是由用人单位直接承担,而是由工伤保险机构承担,并统一组织对劳动者进行工伤赔偿。

第二,个人不缴费原则。工伤保险的保险金全部由用人单位承担。

第三,因工与非因工的区别原则。因工造成的工伤由工伤保险进行赔偿,不受年龄与保险缴费时间的限定,它的待遇与非因工造成伤害的待遇水平是不可比的。所以享有工伤保险赔偿的劳动者必须是经过相关部门认定的工伤受害者或职业病患者,严格区分工伤与非工伤为劳动者带来的伤害。

第四,将工伤预防康复与工伤保险紧密结合原则。工伤保险的主要内容就是工伤补偿,关于工伤问题的发展以及对劳动者健康的关心,我们应该做到将预防、补偿、康复充分结合互相补充,从而降低工伤发生的次数,使劳动者尽快康复,重新回归社会。

第五,限额的直接经济损失原则。

(1)工伤补偿主要是对劳动者受到意外伤害后的直接经济损失进行赔偿,从而达到保护并提升劳动力再生产的能力。

(2)直接经济损失的含义是指劳动者在受到意外伤害经认定后得到工伤保险,并且这些损失是与造成伤害第一相关的损失和去除伤害后果所必需的费用,都是直接性的损失而不包括间接性原因造成的损失。

第六,国家立法、强制实施原则。

第七,风险分担、互助互济原则。

第八,确定职业病等级和伤残等级原则。

第九,间接经济损失与直接经济损失的区别原则。

第十,集中管理原则。

第二节　工伤认定与劳动能力鉴定

一、工伤事故的类型及认定标准

(一)工伤事故的概念

工伤事故又被称作劳动事故,中国的工伤事故存在着广义、狭义的区别。从狭义方面看，国家人力资源和社会保障部有关工伤保险的业务指南中指出："工伤事故应该是指适用《工伤保险条例》的所有用人单位的职工，在工作过程中发生的人身伤害和急性中毒事故"，"其本质特征是由于工作原因直接或间接造成的伤害和急性中毒事故。"除此之外，广义的工伤事故还包括罹患职业病。《工伤保险条例》第一条规定："为了保障因工作遭受事故伤害或者患职业病的职工获得救治和经济补偿，制定本条例。"由此《条例》可以看出，中国的工伤事故包括急性中毒、一般伤害事故以及职业病。

（二）工伤事故的类型

根据《企业职工伤亡事故分类》（GB6441－1986）可以将工伤事故分为20个种类：伤害类包括车辆伤害、机械伤害、起重伤害；爆炸类包括容器爆炸、瓦斯爆炸、放炮、锅炉爆炸、火药爆炸、其他爆炸；意外事故伤害包括物体击打、触电、溺水、烫伤、火灾、高处掉落、坍塌、冒顶片帮、透水、中毒和窒息及其他伤害等。

（三）工伤事故的认定标准

工伤事故的认定一般有以下五种分界：

（1）时间上的分界：一般只有在工作时间之内所发生的意外伤害可以认定为工伤。

（2）空间上的分界：一般只有在生产、工作地点之内所发生的意外伤害可以认定为工伤。

（3）职业上的分界：一般只有在执行职业时发生的伤害可以认定为工作，由于私人事件导致的意外伤害不认定为工伤。

（4）主观过错上的分界：只要符合工伤的其他条件并且不是由于劳动者自身有意要造成意外伤害的，都应该认定为是工伤。

（5）法定特殊的规定，职工符合下列几种情况之一的，可以认定为工伤：

①在工作期间和工作地点，由于各种工作因素导致职工遭受意外事故的；

②在工作期间和工作地点，由于要为工作做准备或者正在进行结束性工作的时候，职工遭受到意外事故的；

③在工作期间和工作地点，由于执行工作任务而使员工遭受到武力等意外事故的；

④患职业病的；

⑤职工处于工作出差期间，因工作原因使职工遭受到意外事故或意外情况不知去向的；

⑥处于上班或者下班的路途期间，发生交通意外事故包括城市地铁轻轨、客车、轮船和火车等，以及个人的非主要责任的交通意外责任事故导致职工遭受事故伤害的；

⑦法律或其他规定认定的其他有效的工伤情况。

此外，如果职工发生了以下几种情况，也可以按工伤处理。

(1)在工作期间和工作地点，职工因自身身体状况突发的疾病导致职工身亡，或送往医院救治，48 小时之内抢救失败而身亡的。

(2)在国家危难需要救援之际，为救灾伸出援手贡献力量时，或在进行公共利益的活动时，使职工遭受到意外事故的。

(3)职工曾在部队服役，由于战争或者执行公务时受伤导致身体伤残的，并取得了"革命伤残军人证"的，在以后的单位因旧伤发作的。

《工伤保险条例》(2011)中还对以下的情况进行了规定，如果发生下列情况之一的，不可以认定或者视为工伤。

(1)劳动者是由于犯罪或违反治安管理规定，而导致自身伤残或死亡的不能视为工伤处理。

(2)劳动者由于自身饮酒而导致自身伤残或死亡的不能视为工伤处理。

(3)劳动者由于故意伤害自己而导致自身伤残或死亡的不能视为工伤处理。

二、工伤认定的程序及法律依据

(一)工伤申报的主体

工伤申报的主体不仅包括用人单位，也包括职工本人、直系亲属和职工单位的工会组织。在职工发生意外伤害事故或患有职业病以后，工伤申报的主体可以向具有管辖权利的劳动保障部门提出工伤认定的申请。不同的申报主体在申请的顺序和时间期限上有所不同，首先是由用人单位在职工发生意外事故或被诊断为职业病之后的一个月内向有关劳动保障行政部门提出工伤认定的申请。其次，如果用人单位没有及时为工伤职工提出申请，则其他的工伤申报主体可以在职工发生意外事故或被诊断为职业病之后，向有关劳动保障行政部门提出工伤认定的申请，时间为一年之内。如果有特殊情况可以申请申报时间的延长。

(二)工伤申报的流程和材料

在进行工伤申报时要准备好工伤申报的流程材料，只有在材料齐全的情况下才可以进行工伤申报。首先，要填写工伤认定申请表，将表中所要求的内容包括意外事故发生的具体时间、发生的地点和事故发生的缘故等基本情况进行详细的填写，并贴上一寸近期的免冠照片。在申请表的申请事项栏中需要受伤害职工或者直系亲属、工会组织提出工伤认定申请并签字。在申请表的用人单位意见栏中应签证对工伤申请的同意与否，是否与实际情况相同并签字加盖公章。同时，要准备好能够用来证明职工与用人单位存在劳动关系的材料，携带职工本人的身份证和工伤认定决定书的原件和复印件、完整的病历材料、医疗证明和职业病诊断证明书。

除了上述基本材料之外，如果职工有以下几种情况，还需要提交其他的用以证明其真实情况的材料。

(1)如果职工在遭受意外事故伤害后死亡，在工伤申报时应提交死亡证明。

(2)如果职工是在工作期间和工作地点，由于执行工作任务而遭受武力等意外事故的，在工伤申报时应提交公安部门或相关部门的证明。

(3)职工处于工作出差中，因工作原因遭受意外事故或意外情况不知去向的，在工伤申报时提交公安部门或相关部门的证明。

(4)职工处于上班或者下班的路途期间，发生交通意外事故，包括城市地铁轻轨、客车、轮船和火车等，以及个人的非主要责任的交通意外责任事故导致职工遭受事故伤害的，在工伤申报时提交公安部门或相关部门的证明。

(5)在工作期间和工作岗位，职工因自身身体状况突发疾病，导致职工身亡或送往医院救治 48 小时之内抢救失败而身亡的，在工伤申报时提交救治医疗机构的证明材料。

(6)在国家危难需要救援之际，为救灾伸出援手贡献力量时，或在进行公共利益的活动时，使职工遭受意外事故的，在工伤申报时提交民政或相关部门的证明材料。

(7)职工曾在部队服役，由于战争或者执行公务时受伤导致身体伤残的，并取得了“革命伤残军人证”的，在以后的单位时因旧伤发作的，在工伤申报时提交劳动能力鉴定机构对旧伤复发的确认和“革命伤残军人证”。

(三)材料审核

在接受申请工伤认定的材料后，劳动保障行政部门应对该材料进行审核，如果所提交的材料不齐全，则劳动保障行政部门应该告知申请人补全申请材料；若未能当面告知申请人则应在 15 个工作日之内通过书面告知的形式一次性告知申请人。材料提交完整以后，劳动保障行政部门应当受理该工伤认定申请。

(四)核实

当劳动保障行政部门接受工伤申请并进行受理后,就要进行调查核实的工作,对事故伤害的整个事件进行一定程度的了解和证实。在此过程中,工伤申报主体和进行治疗的医疗机构、有关部门都应该给予一定的帮助和配合来提供相应的证明。在职业诊断书完整合法的情况下,劳动保障行政部门不予以再次的调查核实,与之相反,如果存在格式或者要求不符合国家规定时要进行审查核实,可以要求相关部门重新提供证明。在调查核实的过程中,应该派出至少两人同时进行,以保证调查结果的准确性。

(五)中止

中止是指在工伤认定的时限之内,发生了认定决定没有得出结论的情况,此时工伤认定决定的法律时效停止并重新开始计算,结论是由司法机关或劳动保障行政部门及有关的行政主管部门根据情况决定的。

(六)决定

在接受工伤认定申请后,劳动保障行政部门应在受理之日开始后的60个工作日之内对此次工伤认定做出决定,并通过书面形式通知申报工伤认定申请的主体。如果上交的工伤认定申请事实清晰明了,无其他难以确认的责任和权利,则劳动保障行政部门应当在受理之日起15个工作日内做出决定。

(七)送达

在做出工伤认定决定之后的20个工作日之内,劳动保障行政部门应该将工伤决定书送达此次工伤申报的主体,同时抄送社会保险的经办机构。

工伤认定工作流程参见图5-1。

三、劳动能力鉴定的程序及标准

劳动能力鉴定是指在劳动者发生意外事故造成工伤后,经过一定的治疗情况有所改善,但仍然存在残疾或其他影响自身劳动能力的情况,此时劳动者应该向有关部门申请劳动能力鉴定。劳动能力鉴定有10个等级,根据影响劳动能力的大小从1~10级划分,而在生活自理方面只分为三个等级,即完全不能自理、大部分不能自理和部分不能自理。

(一)提出申请

劳动能力鉴定的流程与工伤认定申请的流程有很多相似之处,首先要提出申请,申请主体包括:用人单位、职工本人和直系亲属以及工会组织。申请主体应通

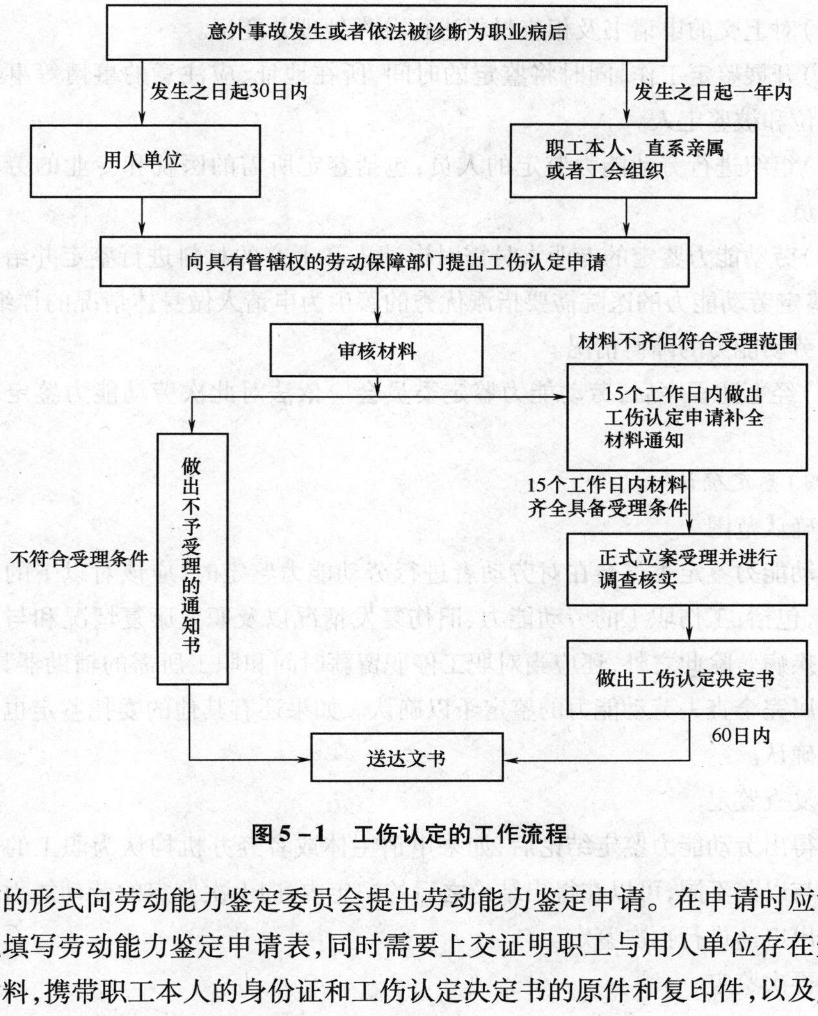

图5－1　工伤认定的工作流程

过书面的形式向劳动能力鉴定委员会提出劳动能力鉴定申请。在申请时应该仔细认真地填写劳动能力鉴定申请表，同时需要上交证明职工与用人单位存在劳动关系的材料，携带职工本人的身份证和工伤认定决定书的原件和复印件，以及完整的病历材料、医疗证明和职业病诊断证明书等。

(二)进行审查

申请提交结束后，劳动能力鉴定委员会办公室要对提交的材料进行审查，审查的内容包括：申请事项、申请材料的齐全程度，以及职工所申请的劳动能力鉴定是否在本鉴定委员会的受理范围之内。同时，对于申请书和材料不完整的应该以书面的形式告知申请人以便补充相应材料。

(三)鉴定程序

在劳动能力鉴定委员会办公室对申请材料的审查结束之后，如决定受理此次审查则可以依据劳动能力的鉴定情况选择下面的程序。

(1)对上交的申请书及相应材料进行分类处理并登记。

(2)开展鉴定工作,同时将鉴定的时间、所在地址、应注意的事情等事项通知用人单位和被鉴定人。

(3)组织进行劳动能力鉴定的人员,包括鉴定所需的医院和专业的劳动能力鉴定人员。

(4)劳动能力鉴定的专业人员需对申请人和上交的材料进行鉴定并给出鉴定意见,鉴定劳动能力的医院需要指派优秀的医生为申请人做身体情况的详细检查,以确定劳动能力的障碍情况。

(5)经上述程序后,劳动能力鉴定委员会应依法对此次劳动能力鉴定做出鉴定结论。

(四)鉴定确认

1. 确认范围

劳动能力鉴定委员会在对劳动者进行劳动能力鉴定时,应该对以下的内容加以确认,包括:工伤职工的劳动能力、旧伤复发情况以及职业康复情况和与工伤有关联的疾病。除此之外,还应当对职工停职留薪时间和职工所需的辅助器具,以及供养亲属完全丧失劳动能力的鉴定予以确认。如果还有其他的委托鉴定也应该及时给予确认。

2. 复查鉴定

在得出劳动能力鉴定结论后,如果申请主体或者经办机构认为职工的劳动能力情况与以前不同,可以在得出结论之后的一年内,向上次鉴定的劳动能力鉴定委员会提出申请进行再次鉴定。

3. 再次鉴定

在收到区县劳动能力鉴定委员会的鉴定结论后,如果申请鉴定的用人单位或者被鉴定人认为,鉴定委员会给出的结论与自身得出的结论不同,则可以在收到结论的 15 个工作日之内进行再次鉴定,即向上级劳动能力鉴定委员会提出劳动能力鉴定申请。参加过第一次鉴定的专家和医生不能继续参加第二次鉴定,同时上级劳动能力鉴定委员会再次鉴定得出的结论为最终结论。

4. 鉴定费用

进行劳动能力鉴定要依法对劳动能力鉴定机构支付鉴定所需要的鉴定确认费和在医院接受检查的检查费用。这些费用分三种情况进行承担。

(1)如果被鉴定人参保了工伤保险则由社会工伤保险经办机构承担费用。

(2)如果被鉴定人没有参保工伤保险,或参保了工伤保险但在保险期间保险费的缴纳不足时,则由用人单位承担相关费用。

(3)如果出现下面的几种结果则由被鉴定人自己支付鉴定费用和检查费用:①经劳动能力鉴定委员会得出结论为疾病且与工伤无关的;②经劳动能力鉴定委员会调查认定申请人所赡养的亲属没有完全失去劳动能力的;③经市劳动能力鉴定委员会再次鉴定得出的结论与首次结论相同的;④其他相关委托鉴定的。

鉴定所需的费用按市物价部门核定的标准执行,相关检查费按市物价部门核定的医疗收费标准由医疗机构据实收取。

(五)办理时限

(1)劳动能力鉴定事项办理窗口在接到劳动能力鉴定申请和相应材料后应该及时受理,并在5日之内将材料转交劳动能力鉴定委员会办公室。如不能受理的要在10个工作日之内以书面形式告知申请人。

(2)劳动能力鉴定委员会办公室在接到劳动能力鉴定事项办理窗口转交的材料后,应在55个工作日内做出劳动能力鉴定结论,然后交给鉴定事项办理窗口。如果遇到特殊情况,可以经过领导批准延长时间,最长为30日。

(3)鉴定事项办理窗口在收到劳动能力鉴定委员会办公室送达的鉴定结论之后,在10个工作日之内将鉴定结论送达申请人。

(4)全部鉴定内容和流程结束之后的30个工作日内把材料归档整理。

(5)在整个鉴定过程中要始终保持公平公正,依法办理。

第三节　工伤预防与康复

一、工伤预防的措施

(一)工伤预防的概念

工伤预防是在工伤补偿与工伤康复之前,对职工的安全与健康进行保护的一种措施,是为了避免、减少工伤意外事故和职业病发生的有效保障措施,是减少社会经济损失、节约社会资源和减少劳动能力流失的重要方法,是提高社会生产率和提升劳动者素质,以及安全生产的重要手段。在有关工伤预防的工作中,将预防、补偿和康复的工作做好，在为劳动者带来安全的劳动保障的同时，也体现出国家和社会对劳动者的尊重。工伤预防作为“三位合一”工作中的先驱者，不仅关系到用人单位的利益与劳动者的生命安全，同时也是国家重视安全生产的体现，开展工伤预防工作是十分必要且重要的。

（二）工伤预防的措施

工伤预防是工伤康复的首要任务，要减少工伤的发生数量，工伤预防就显得尤为重要。工伤预防要从三方面着手，个人和企业以及国家都要对其格外重视。就个人而言，进入企业之后的岗前培训是了解工作岗位的最佳时机，加强自身的安全意识和观念，认真负责工作，将安全隐患了然于心，减少工伤发生的概率，保护自己的同时也为企业减少风险。对于企业而言，保障职工的安全，使其拥有健康的劳动能力的同时减少企业损失，因此工伤预防对企业来说更加重要，做好以下几点能够有效减少工伤意外事故的发生。

（1）坚持安全第一的思想。无论是安全与生产，还是其他任何与利益有关的情况发生冲突的时候都应该将安全放在第一位；无论是新上岗的职工还是单位的骨干领导者，都不可以因为任何原因忽视安全问题，抓安全工作要认真负责不可松懈怠慢，将思想落实到行动，就可以有效地减少诸多问题。只有从思想上重视，才能真正地进行安全生产。

（2）安全落实到人。要做到人人注意安全，人人将安全生产视为己任。每一个生产部门和生产环节都要做到有人负责、有人监督，要全方位地进行安全管理。

（3）进行优质有效的岗前培训，提高上岗职工的安全意识。岗位上所有要求的资格证书与合格证都必须配备齐全，且要定期进行安全知识培训，开展不同层次的安全教育。

（4）建立完善的生产安全制度，加强管理。在特殊时期要更加重视安全管理，包括上班下班交接时间、节假日期间、职工因个人原因身体出现问题时。在出现违章操作时，要予以严厉的惩罚，不可徇私舞弊。

（5）充分的贮备安全技术所需的费用改善职工的工作条件。管理好安全技术应用的设备，进行安全生产。

（6）要及时进行安全巡检，发现隐患马上处理。安全检查可以定期，也可以不定期开展，做到防患于未然。出现问题及时反馈进行处理，不可姑息怠慢。

（7）按时发放工作中需要佩戴的安全防范物品，不可以克扣或者用其他物品代替，同时要保证发放物品的质量符合安全规定。

(8)在发生意外工伤事故之后，要对工伤事故进行严肃认真的处理，不隐瞒、不放过，必须如实向上级部门进行报告，并从事故中吸取教训，以防止更加严重的事故发生。同时，要向有关的劳动安全部门和公安部门等相关部门进行报告，对工伤事故进行处理。

在个人和企业做出工伤预防的措施之后，国家也应该采取一定的方式促进工伤预防的发展。可以采取四方面的措施帮助工伤预防的实施。

(1)相应的经济措施，用经济鼓励的方法和罚款的方式影响人们的行为。比如，国家对存在较大风险的企业收取较多的工伤保险费，而对风险较小的企业则收取较少的工伤保险费。用此方法对工伤事故的预防有直接的经济刺激作用。

(2)用法律对工伤预防和人员事故进行强制管理。比如，国务院颁布的《工厂安全规程》《工人职员伤亡事故报告规程》等。

(3)在国家进行安全检查的时候，对已经违法、存在安全问题的企业要及时予以查封，同时要进行后期的回访，确保安全隐患已被解除。

(4)国家可以要求企业对所有的职工进行紧急救助培训，在工伤发生的第一时间及时进行救助，以减少死亡和伤残的发生。

二、工伤康复的工作内容

(一)工伤康复的概念

工伤康复是指运用当代有关康复的专业技术和方法，为受到意外伤害的职工提供医疗救助和康复，使受伤职工能够得到治疗并尽快康复，同时恢复受伤职工的身体功能，提高生活能力和劳动能力。通过工伤康复使职工能够尽快返回工作岗位，回到社会中去。工伤康复作为社会保险职能之一，对保障劳动者的健康和安全，减少社会的损失，降低企业的意外伤害，提高工伤保险基金的保障功效有很大的作用。开展工伤康复是国家对劳动者的关怀。

(二)工伤康复的起源

伴随社会经济的发展和进步，随之而来的工伤情况也越来越严峻。工伤所带来的不仅是对职工家庭生活的影响，同时也使劳动市场丧失了劳动力，影响了社会经济的发展。在19世纪后期，西方各国在相继实施工伤保险制度分散工伤风险的同时，开始了对工伤康复的高度重视，以保障工伤职工基本权益和降低工伤所造成的损失。

1884年是工伤康复正式面向世界的时候，德国作为世界上第一个拥有工伤立法的国家，首先明确地规定了工伤保险的职能为预防、补偿和康复，同时也设立了工伤康复的目标。工伤康复就是要使工伤职工的身心得到恢复，并能够再次走向社会获得新的工作和社交能力。工伤康复经过 100 多年的发展，已经成功地走向了世界，得到了很多国家的认可和支持。如今全世界已有很多国家设立了关于工伤康复的法律，同时工伤康复也已经被纳入相关的国际公约中。比如，国际劳工组织在 1952 年颁布的《社会保障(最低标准)公约》(第 102 号)中规定：社会保障部门应该确保残疾者的康复工作。1964 年，国际劳工组织颁布的《工伤事故和职业病津贴公约》(第 121 号)中指出：不仅要为工伤人员提供康复设施，而且要为工伤人员重新就业创造条件①。

伴随着工伤保险工作的持续发展，世界各国已经拥有了完整的工伤保险机构和运营方式，工伤康复作为工伤保险的一部分也已经得到了很好的发展，其专业水平和服务范围及质量都有了很大的提高，形成了完善的管理体系。20 世纪 80 年代初，工伤康复就已经发展为一门独立的科学。

(三)工伤康复的内容

工伤康复的内容包括：工伤医疗康复、职业康复、心理康复和伤残部位功能恢复等，主要内容是医疗康复和职业康复。

1. 医疗康复

医疗康复是指工伤职工在发生意外伤害事故之后，医疗机构对工伤职工进行的康复治疗与评定。康复评定是指对工伤职工康复情况加以诊断和评定，是康复治疗的基础，康复治疗是针对康复评定而提出的对工伤职工的治疗方案，通过康复治疗能够实现工伤职工的康复目标。

2. 职业康复

职业康复是指帮助工伤职工重新进入社会，取得重新就业的机会并能够通过自己的劳动能力获得相应的报酬②。职业康复是在工伤职工身心完全健康后，对其未来发展和人格追求的康复手段，是工伤康复阶段的最后一项内容。

3. 心理康复

心理疾病即心理障碍，是指人没有能力按照正常的思维和行为进行社会活动。在工伤职工受到意外伤害之后，因身体受到很大的创伤容易导致其心理和行为上

① 刘吉欣. 德国工伤保险制度及启示[J]. 山东劳动保障，2006(10)：22－25.
② 国际劳工组织，职业康复和就业公约(第 159 号)。

发生变化,表现异常或完全无任何表现。这样的异常表现会给工伤职工带来很大的困扰,同时其他的工伤康复治疗过程也无法正常的实施,从而导致康复治疗的失败。此时,心理康复对工伤职工的治疗起到了举足轻重的作用。对工伤职工进行心理康复治疗不仅可以使其更快康复,重新回到社会和工作岗位中去,也为社会挽救了更多的健康劳动力,使工伤康复的效果得到提升和改善。

4.伤残部位功能恢复

伤残部位功能恢复是工伤康复的重要部分,对工伤职工伤残部位进行相应的治疗,并做与康复有关的锻炼,使工伤职工的受伤部位能够得到有效的、及时的救治和恢复。同时,工伤残疾还应该注重残疾的预防,防止伤害发生后出现一系列的并发症导致职工健康损害。通过伤残部位的功能恢复使工伤职工能够尽快达到正常人的工作能力,并积极的生活。

工伤康复是一个复杂又困难的工作,所以只依靠一种治疗方式和一种专业知识是无法完成的。从心理到伤残部位,从医治到走向社会是一个漫长的过程,所以工伤康复必须要有完整的团队,以保证工作正常运行,使工伤职工得到彻底康复。

(四)工伤康复的相关法规

《工伤康复管理办法》中有如下规定:

《工伤康复管理办法》第九条和第十一条对工伤康复的对象做出了规定,工伤职工如果符合下列情况之一的即为工伤康复的对象:

(1)工伤职工处于带薪停工期间,并且病情比较稳定,经过有关部门的确认需要进行工伤康复治疗的。

(2)工伤职工接受过治疗如今旧伤复发,经有关部门确认有康复价值需要进行工伤康复的。

(3)工伤职工在劳动能力鉴定伤残等级之后,并能够享受工伤保险待遇的,由本人申请并得到有关部门确认有康复价值需要进行工伤康复的。

《工伤康复管理办法》第十四条还对相关费用做出了规定:

正常条件下的工伤康复费用由工伤保险基金予以支付,但如果期间产生了以下情况则由个人承担[①]:

(1)康复过程中的私人用品费用。

(2)康复过程中因非工伤疾病引发的各种费用。

---

① 北京市人力资源和社会保障局,北京市工伤康复管理办法,2009-10-01。

(3)康复期限已经到达而还在接收康复治疗所超出时间的费用。

(4)康复过程中因工伤职工请人护理而产生的费用。

(5)康复过程中因工伤职工个人原因造成的额外增加的费用。

(6)康复过程中使用核准项目外发生的费用。

(7)康复过程中发生的违反工伤保险规定而引发的费用。

(五)工伤康复的发展趋势

目前,中国的工伤康复工作已进入了一定的发展阶段。由于职业危害会给国家经济带来巨大的损失,所以工伤康复越来越受到重视。工伤康复未来的发展趋势应该注重以下五点。

(1)对工伤康复治疗更加重视,通过对工伤疾病的发生进行规模统计,从而更好地做到工伤预防。

(2)在接受专业的康复治疗之后,应该更加注重回归正常生活中的家庭康复和社区康复。

(3)将康复工作完成的更加系统化、完善化。

(4)引进更多相关专业的人员,使工伤康复更加专业化。

(5)组织更多的有关工伤康复的专题讨论会。

三、国外工伤预防与康复的经验

近年来,工伤保险的发展与完善,使工伤预防和康复受到重视。国外工伤预防与康复的经验已经被工伤保险系统广泛接纳和运用,因此,了解其他主要工业国家的工伤康复经验十分必要。

(一)德国工伤康复的经验

工伤康复起源于德国,1884 年,德国颁布了世界上第一部《工伤保险法》,在立法时就明确规定了工伤保险的职能即预防、补偿和康复,并将工伤康复放在了重要的位置,同时也设立了工伤康复的目标。工伤康复就是要使工伤职工的身心得到恢复,并能够再次走向社会获得新的工作和社交能力。目前,德国的工伤保险机构(同业公会)共建有 11 家专业的工伤医院,这些医院的建筑楼群、医疗设施设备等都是同业公会共同出资建设的,并且由所有同业公会拥有和共同管理。因德国对工伤康复的重视,这些医院不仅提供工伤的抢救治疗,同时为工伤职工提供职业康复服务和医疗康复服务。为利于工伤职工尽快回归工作岗位,他们将医院的口号定为“在病床上即开始职业康复服务”①。

（二）英国工伤康复的经验

英国最初的工伤保险制度是一种雇主责任制的形式，1897年，颁布《工伤保险法》。1948年，英国建立了新的工伤保险制度。1986年，英国修订了《工伤保险制度》。英国工伤保险制度包括：工伤预防、工伤赔偿和工伤康复。为恢复工伤人员的职业劳动能力，指导工伤职工的再就业，英国建立了为因工致残工人服务的工业康复中心。目前，全国共有15个工伤康复中心，从事恢复工伤职工工作适应能力的康复工作。职业康复的时间通常为8周②。

（三）美国工伤康复的经验

1908年，联邦政府颁布了《劳工伤害赔偿法》，该法推动了各州工伤保险立法的步伐。在工伤保险体系的基础上，美国建立了工伤康复制度。工伤康复制度在每个州的情况均不相同，虽然制度不同但是拥有相同的工伤康复精神，对工伤康复都十分重视。与其他国家相同，美国在许多州为工伤职工建立了工伤康复的专业机构。美国的工伤康复制度有以下特点③：

（1）美国的工伤康复机构建立了相应的工伤康复委员会，目的在于统计整理工伤职工在康复过程中的医疗和职业康复内容。

（2）美国对工伤康复的时限比其他国家长，工伤职工申请工伤康复的时限高达15年之久，且康复期最长为80周。

（3）如果工伤职工在工伤康复的过程中，没有严格遵守康复治疗程序，则所有的费用将由个人承担，工伤保险部门可以拒绝对此次工伤事故进行赔偿。

（4）美国对工伤康复的统计分析工作十分重视，工伤康复委员会每年发表年度报告，通过数据的统计与分析对每年的工伤康复情况进行总结，计算出职工的平均康复时长、工伤职工的康复率以及康复费用占全年保险基金的比例。以便掌握整体的工伤康复程度，并及时发现问题，制定工伤康复的发展路线。

（四）日本工伤康复的经验

日本的工伤保险业经历过飞跃式的发展。日本的工伤保险制度是国家强制性的保险制度，覆盖面很广，日本重视工伤预防工作与工伤康复工作。日本共有39

---

① 刘吉欣．德国工伤保险制度及启示［J］．山东劳动保障，2006（10）：22－25．

② 林立．英国职业安全卫生法对我国的启示［J］．安全与健康，2011（7）：28－31．

③ 张红凤，于维英．刘蕾．美国职业安全与健康规制变迁、绩效及借鉴［J］．经济理论与经济管理，2008（2）：79－82．

所为工伤设立的专业医院,这些医院与其他的医院有很大的不同①。

(1)工伤专业医院是由工伤保险机构创建的,医院内的建筑和医疗基本设备都是通过工伤保险基金支付的,而医院工作人员的薪酬则是由医院门诊和住院部的实际收入情况决定的。

(2)工伤专业医院不仅提供工伤医疗康复,同时为工伤职工提供职业康复和心理康复服务,帮助工伤职工重新回归社会。

(3)日本的工伤保险机构对工伤康复十分重视,特别是在相关专业技术的开发研究方面投入许多资金支持新的科研工作。

四、中国工伤康复的发展概况

(一)中国工伤康复的模式

中国的工伤保险事业与其他国家相比起步较晚,目前工伤康复事业还处于起步的阶段。对于工伤康复的了解和应用还不熟悉,需要进一步的研究和探讨。中国各地区在进行学习的同时,不断探索和发展适合当地经济情况和社会情况的工伤康复道路,已经形成了三种工伤康复的模式。

1. 建立相关的工伤康复专门机构

在康复人才和康复技术较集中,工伤保险参保职工人数较多,并且工伤保险基金结余较大的大中城市或地区,通过工伤保险基金提留的方式筹集基金,用来兴建现代化的、专门的工伤康复机构。

2. 通过合作的方式发展工伤康复事业

将社会上的康复资源与工伤保险基金相结合,共同推动工伤康复事业的发展。比如,新疆乌鲁木齐市、广东韶关市、河南郑州市等地区,通过选择社会上的康复资源设立工伤康复医疗机构,同时运用社会保险基金购置专业设备等。

3. 通过委托的形式进行工伤康复

工伤保险机构为工伤康复提取专门的费用,委托专业性较好的医疗机构对工伤职工进行工伤康复治疗。北京和深圳等地区采取这种形式。

(二)中国工伤康复存在的问题

中国是一个职业危害比较严重的国家,目前,全国因工伤致残职工的总数已超过100万人。在如此严峻的形势下,工伤康复显得更加重要。经过近些年的努力,

① 张盈盈,罗筱媛.日本工伤保险制度概述[J].劳动保障世界(理论版),2011(9):33-35.

中国的工伤康复工作已取得很大的进步,但仍然存在问题。

第一,由于中国工伤康复事业还处于起步阶段,导致用人单位和工伤职工对工伤康复缺少一定的认识和了解。中国是农业大国,许多工伤职工文化水平较低,所以在工伤事故发生之后,工伤职工并不是十分清楚怎样做是最有利于自己的,只选择工伤赔偿而拒绝工伤的康复治疗。

第二,随着社会的发展,工伤职工数量日益增长,而社会康复资源远不能满足工伤职工的康复需求。由于中国工伤康复事业还处于起步阶段,所以不论是工伤康复机构的数量,还是专业的机器设备技术和专业的医疗人士都十分缺少。同时存在工伤康复机构提供的医疗康复服务不完善,对工伤职工的职业康复服务不充分,心理康复服务还未完全开启等情况。如此巨大的供求差距,将对社会经济的发展产生阻碍。

第三,经费问题和康复机构的定位问题还未解决。工伤康复是工伤保险三大职能之一,但目前尚不能提取工伤保险基金给工伤康复机构的有关人员作为经费。在工伤康复机构的经费问题上,政府缺少有效的政策,同时对工伤康复机构没有给予准确的定位,这对工伤康复事业的发展和进步产生了很大的影响。

第四,对于工伤康复的细节问题还有很多没有得到确认。目前,仍然缺少完善的政策与之配套。比如,在工伤职工恢复了生活能力后,工伤职工是否需要进行再一次的劳动能力鉴定?在残疾的工伤职工领取辅助器材的时候,是否应该考虑器材的使用时限,如果损坏或丢失应如何进行处理?这些问题在工伤康复的发展过程中不断出现,目前还没有解决。

第五,有效的工伤康复需要工伤职工在早期就开始进行康复治疗,但现在没有有效的政策协调用人单位、工伤职工本人和工伤康复机构的关系。每一方都因涉及自身的利益而互相推诿,影响了最佳的诊治时间。

第六,工伤职工回归社会重新工作面临很大的阻碍。在工伤康复中,中国目前还缺少职业康复,不能够在心理和实际上对工伤职工给予帮助。同时,中国的就业形势十分严峻,正常情况找到工作已十分不易,更何况工伤职工在体力上还存在不足,他们通常很难重新回到劳动力市场中。

(三)中国工伤康复的发展趋势

鉴于上述问题并结合中国实际情况,中国工伤康复事业的发展有七个趋势。

(1)对工伤康复事业给予更高的重视,提高其在社会上的知名度,让更多的人对工伤康复事业有更详细的了解。同时加大对工伤康复事业的管理力度。

(2)为工伤康复制度制定相匹配的政策。

(3)尽快完成对工伤康复机构的定位以便于经费的提取。

(4)完善工伤康复的内容,对职业康复和心理康复方面的内容予以补充,聘用相关的专业人员。

(5)建立多元化的工伤康复服务体系。

(6)建立并完善工伤康复管理体系,依托中国现有的工伤保险管理架构,对工伤康复对象确认、工伤康复早期介入、工伤康复费用支付等康复流程实施有效的管理。

(7)根据工伤保险基金承受能力和收支平衡的原则,合理确定工伤康复待遇水平,并制定相应的国家技术标准,如康复治疗项目目录、职业康复项目目录、假肢矫形器及康复辅助器具目录等。

本章小结

本章第一节,介绍了工伤、工伤的范围和工伤保险的职能。工伤又称作职业伤害,通常是指职工在生产劳动中因身处不安全、不卫生等对人体有害的环境中,导致职工发生身体或精神损害的意外事故,包括职业病、事故伤残以及由这两种情况造成的身亡,导致职工的身体伤害或残缺。工伤保险又称作职业伤害保险,它是对职工在生产经营活动中受到意外事故的伤害或患有职业病,并因此导致身亡、暂且或永远失去劳动能力时,给予职工法律规定的医疗救护和必须的经济补贴的社会保障制度。工伤保险补偿包括:工伤康复费用、医疗康复费用和最基本的生活保障费用。工伤保险基金是由社会统筹而来的,汇集了用人单位所缴纳的工伤保险费,是工伤保险事项运行的经济来源。

第二节主要介绍工伤事故的分类、认定和劳动能力鉴定的流程。工伤事故又称劳动事故。中国工伤事故赔偿中所指称的工伤事故既包括一般伤害事故和急性中毒,又包括职业病。

第三节介绍了工伤预防与康复,并对其他国家的工伤康复情况进行了介绍。工伤预防是在工伤补偿与工伤康复之前,对职工的安全与健康进行保护的一种措施,是为了避免和减少工伤意外事故和职业病发生的有效保障,是减少社会经济损失、节约社会资源和减少劳动能力流失的重要方法,是提高社会生产率和提升劳动者素质以及安全生产的重要手段。在有关工伤康复的工作中,将预防、补偿和康复的工作做好,在为劳动者带来安全的劳动保障的同时,也体现出国家和社会对劳动者的尊重。工伤预防作为“三位合一”工作中的先驱者，不仅关系到用人单位的利益与劳动者的生命安全，同时也是国家重视安全生产的体现，开展工伤预防是十分必要且重要的。工伤康复是指运用当代康复专业技术和方法，为受到意外伤害的工伤职工提供医疗救助和康复，使工伤职工能够得到治疗并尽快康复起来，同时完善工伤职工的身体功能，提高生活能力和劳动能力。通过工伤康复使职工能够尽快返回工作岗位。工伤康复作为社会保险职能之一，对保障劳动者的健康和安全、减少社会的损失、降低企业的意外伤害和提高工伤保险基金的保障功效有很大的作用。开展工伤康复是国家对劳动者的关心也是目前有关工伤的创新举措。通过对其他国家有关工伤预防与康复的学习，总结中国目前面临的问题和发展趋势，使中国的工伤康复工作能够与国际接轨。

思考题

1. 工伤认定的标准有哪些？

2. 工伤保险遵循哪些原则？

3. 工伤申报的流程是什么？

4. 如何进行劳动能力鉴定？

5. 了解国外工伤康复的经验后，结合中国实际情况谈谈目前中国在工伤预防和康复方面存在的问题。

案例讨论

案例1　交通事故的工伤补偿处理

申请人潘某于2008年3月3日进入被申请人某手袋有限公司工作，签订了劳动合同。2008年9月11日，潘某在下班回家途中被驾驶摩托车的廖某碰撞导致受伤，《交通事故认定书》中认定廖某负该事故主要责任，潘某负该事故次要责任。受伤事故发生后，潘某将肇事者廖某起诉至龙南县人民法院，经调解由廖某支付潘某38 700元民事赔偿金。潘某先后两次在龙南县妇幼保健院住院治疗了173天。潘某住院期间，由其丈夫及女儿护理，某手袋有限公司未派人护理，也未支付潘某护理费和停工留薪期工资。2009年4月9日，申请人潘某经由赣州市劳动和社会保障局认定为工伤，2009年7月9日，经赣州市劳动鉴定委员会鉴定为九级伤残。

潘某不愿再回该公司上班,潘某就工伤赔偿有关事宜与该公司协商。该公司认为,潘某在交通事故发生后,通过诉讼程序获得38 700元民事赔偿,潘某应当享受的工伤保险待遇金额减去该民事赔偿部分,该公司应当支付的是该差额数。申请人提出的医疗费收据应当加盖医院财务公章,否则不能作为认定医疗费支付金额的证明依据。申请人的停工留薪期应计算为10个月,住院伙食补助费应据实计算。根据申请人提供的住院收据内容项目中已经支付护理费,不应重复要求被申请人支付护理费。双方工伤赔偿有关事宜协商不成,潘某提请诉讼。

仲裁庭经审理认为,申请人工伤事故发生后,与被申请人解除了劳动关系,被申请人应当按照规定支付申请人工伤待遇。被申请人称申请人提供的住院收据内容项目中已经支付护理费,重复要求被申请人支付护理费是不合理的。故裁决由被申请人支付申请人医疗费53 017.84元、停工留薪工资8 371.5元、一次性伤残补助金6 697.20元、一次性工伤医疗补助金5 357.76元、一次性伤残就业补助金6 697.20元、住院伙食补助费968.80元、住院护理费2 338.96元,合计83 449.26元,除去申请人民事赔偿所得38 700元,被申请人还需支付申请人44 749.26元。

根据《工伤保险条例》第29条规定,职工遭受事故伤害,享受工伤医疗待遇。申请人潘某于2008年3月3日进入被申请人某手袋有限公司工作,签订了劳动合同,双方之间存在劳动关系。申请人在被申请人单位下班回家途中发生交通事故,后经赣州市劳动和社会保障局认定为工伤、赣州市劳动鉴定委员会鉴定为九级伤残,依法应享受工伤保险有关待遇。申请人不愿再到被申请人单位上班,与被申请人解除了劳动关系,申请人要求被申请人支付其医疗费、停工留薪期工资、一次性伤残补助金、一次性工伤医疗补助金、一次性伤残就业补助金、住院伙食补助费和住院护理费的请求,符合法律的相关规定。

根据《工伤保险条例》第31条第3款的规定,生活不能自理的工伤职工在停工留薪期满需要护理的,由所在单位负责。被申请人称申请人已在医疗费中有一项护理费就不应再重复支付的主张,因住院费收据中的护理费属于医学护理费而非生活护理费,因此,被申请人的该项主张不符合法律规定。

根据《赣州市工伤保险实施办法》第37条第3款的规定,同一工伤事故兼有民事赔偿的,按民事赔偿、工伤保险补偿的顺序处理。被申请人辩称其支付工伤待遇应扣除申请人民事赔偿所得38 700元的主张,符合法律规定。

资料来源:劳动人事争议仲裁案例及解读[大江网],2011-05-31。

案例2　骗签“生死状”出了工伤照样赔

江苏省连云港市连云区15名外来务工人员遭遇包工头设下的陷阱，被骗签了“生死状”——“在工作时间内发生的意外事故由本人自行负责”。

外来务工人员郑师傅发生工伤事故，包工头据此推卸责任。后在当地人民法院的介入下，包工头纠正了错误做法，并足额赔偿了郑师傅各项费用9.7万元。

49岁的郑师傅来自盐城，2012年2月17日开始，他到连云区一家建筑工地打工。工作虽然脏点、累点，但收入还不错，郑师傅比较满意。

3月12日，郑师傅在工地干活时，包工头找到他，给他一张“申请”让他签名。当时天色已晚，识字不多的郑师傅听说这只是约束自己工作的一些条款，来不及思考，就按要求签了名并摁下手印。

3月25日，郑师傅在工地粉刷外墙，不慎从二楼的脚手架上摔落下来，造成右腿骨折。在治疗期间，郑师傅要求包工头垫付1万元治疗费，而对方却拿出那张“申请”说：“‘在工作时间内发生的意外事故由本人自行负责’，这白纸黑字是你签的名、摁的手印，公司不予负责。”郑师傅仔细看过那张“申请”后才明白，自己被骗签订了“生死状”。

郑师傅气愤不已，在工友的帮助下，找到连云区人民法院寻求帮助。法官在深入调查后了解到，该工地和郑师傅一样签了“生死状”的外来务工人员共有15人。

这张所谓的“申请”上共有3行字，大意是本人在工地如发生事故由自己承担，与公司无关。这份“申请”上没有加盖任何单位的公章，只有工人的签名和手印。

法官当即责令该工地负责人严格按照相关法律规定，负责承担工伤事故职工的医疗费及工资，并承担相应的工伤赔偿。双方在法官的调解下达成了调解协议，由工程项目部承担郑师傅的全部医疗费及其他相关损失，并赔偿郑师傅各项费用共计9.7万元。

资料来源：骗签“生死状”出了工伤照样赔[N].法制日报，2012-08-26。

第六章　工伤保险的业务经办服务与管理

学习要点

通过本章的学习，了解中国工伤保险的产生与发展现状，掌握工伤保险基金的来源、构成和筹集原则，熟悉工伤保险待遇的发放标准与支付方式，掌握工伤保险业务经办的内容、过程和工伤保险争议的处理与预防。

关键概念

工伤保险制度；工伤保险基金；工伤保险费率机制；工伤保险基金缴费基数；差别费率；浮动费率；工伤保险待遇；医疗救治；工伤保险争议

第一节　中国工伤保险制度的产生与发展

一、中国工伤保险制度的建立

新中国成立之初，党和政府面临经济衰落、生产萎缩、失业和通货膨胀严重，因工致病、致伤和致残人群庞大等社会问题，以及生产条件恶劣等生产安全问题。在恢复经济建设的同时，中国开始了全国统一的社会保障制度的创建工作。

1951 年，中央人民政府政务院颁布了《中华人民共和国劳动保险条例》。这是中国第一部包括工伤、死亡遗嘱等社会保险在内的全国性统一法规，其中，对工伤保险的范围、待遇以及保险业务的执行和监督都做出了明确规定。1953 年通过的《关于中华人民共和国劳动保险条例若干修正的决定》，进一步扩大了社会保险的实施范围，提高了若干劳动保险的待遇标准。同时，国家机关、事业单位的社会保险制度也以单项法规的形式逐步建立：1950 年，内务部公布了《革命工作人员伤亡褒恤暂行条例》，规定了伤残死亡待遇；1952 年、1953 年和 1955 年分别对这个条例进行修改，提高了待遇水平。

随着中国工业生产的发展，职业病伤害问题日趋严重。为加强对遭受职业病伤害的职工的保障，1957 年 2 月，卫生部制定并颁布了《职业病范围和职业病患者处理办法的规定》，确定了将严重危害职工健康，严重影响生产，职业性比较明显的职业中毒、尘肺病等 14 种与职业活动有关的疾病正式列入职业病的范围（即“法定职业病”），同时首次将职业病列入工伤保险的范畴。

二、中国工伤保险制度的调整

从 1957 年党的八届三中全会提出调整与完善社会保险制度至 1966 年“文化大革命”开始，党和政府关于社会保险制度的工作重点，是调整不适应生产力发展水平的规定，使之日益完善。

在工伤保险待遇方面，调整或明确了因工负伤、部分丧失劳动能力的职工旧伤复发的医疗费用、职工工伤残疾补助费、残疾程度变更后的补助费用、因工负伤退职职工旧伤复发的治疗费用、到外地治疗的各项费用以及住院治疗期间的膳食费等待遇项目；在工伤保险范围方面，重新规定了学徒工的工伤保险待遇问题；在死亡抚恤方面，规定了职工因交通事故死亡、伤残鉴定期间死亡以及在工作时间、工作地点突然发病死亡的处理办法；在职业病方面，明确了职业病的确定办法，并增加了职业病类别。另外，明确了划分职工因工伤亡或非因工伤亡的方法。

“文化大革命”时期，已初具规模的企业职工社会保险统筹制度被废止，社会保险退化为企业保险，加重了企业的负担。

“文化大革命”结束之后，中国进入了以经济建设为中心的新时期，这一时期主要是对过去某些不合理的规定做了调整，以发展生产，改善职工福利待遇。在此阶段颁发了一系列规定，扩大了工伤保险的实施范围，规范和加强了工伤保险的管理工作，进一步明确了工伤保险待遇标准，并增加和调整了职业病类别和待遇。

三、中国工伤保险制度的完善

早期的工伤保险制度是针对职工赔偿而建立的。然而，事后的赔偿无法改变和消除损害的事实，无法遏制职业伤害事件的蔓延，也无力改变因失能而导致受伤害者及其家庭在社会生活中日益边缘化的结局。现代工伤保险的功能已不仅限于对工伤者给予赔偿，而是把它与工伤预防和全面康复结合起来。职业卫生与安全保障的水平，已经成为一个国家社会发展与进步程度的标志。

1988 年，劳动部领导主持研究社会保险改革方案，形成工伤保险改革框架。1989 年以后，全国各地先后开始了工伤保险改革试点。1993 年，党的第十四届三中全会通过的《中共中央关于建立社会主义市场经济体制若干问题的决定》中，明确提出要在中国普遍建立"企业工伤保险制度"。1994 年，《中华人民共和国劳动法》将工伤保险作为五项社会保险之一。1996 年，颁布了《企业职工工伤保险试行办法》（以下简称《试行办法》），这个文件第一次将工伤保险作为单独的保险制度统一组织实施。进入 21 世纪以来，国家为保障劳动者的权益，加快了职业伤害保障方面的立法步伐，颁布了一系列重要的法律、法规和规章。在安全生产方面，主要有《中华人民共和国安全生产法》《国务院关于特大安全事故行政责任追究的规定》《危险化学品安全管理条例》《使用有毒物品作业场所劳动保护条例》以及铁路运输、民用航空等特定领域安全生产方面的条例。在职业病防治方面，主要有《中华人民共和国职业病防治法》，以及《职业病诊断与鉴定管理办法》《职业健康监护管理办法》《职业病危害事故调查处理办法》《职业病危害因素分类目录》《第一批国家职业卫生标准》等一系列行政规章和标准。中国职业安全与卫生保障法律框架已初步形成①，为中国工伤保险事业发展提供了制度保障，促进中国工伤保险进入快速发展轨道。截至 2013 年年底，全国已有 31 个省（自治区、直辖市）及新疆生产建设兵团实施了工伤保险社会统筹，全国参保人数超过 1.9 亿人②。

第二节　工伤保险基金的筹集与发放

一、工伤保险基金的预算与筹集

（一）工伤保险基金的预算

工伤保险基金预算包括：基金收入预算和基金支出预算。其中，基金收入主要指：工伤保险费收入、财政补贴收入、利息收入、转移收入、上级补助收入、下级上解收入和其他收入等；基金支出是指：工伤保险待遇支出、劳动能力鉴定费支出、转移支出、补助下级支出、上解上级支出和其他支出等。

（二）工伤保险基金的筹集

工伤保险基金的筹集是指由专门的社会保险基金征收机构，按照工伤保险制度所规定的计征对象和征缴方法，定期向劳动者所在单位征收工伤保险基金的行

① 法律快车．我国工伤保险制度的建立与发展［EB/LO］．http://www.lawtime.cn，2011－03－03

② 人社部发布 2013 年全国社会保险情况［EB/LO］．人民网，2014－06－24．

为。工伤保险基金筹集主要涉及工伤保险基金的来源、基金的筹集原则和基金的构成等方面。

1. 工伤保险基金的来源

工伤保险基金主要来源于企业或雇主缴纳的保险费，劳动者个人不缴费。在欧洲国家中只有爱尔兰和英国的现金补偿来源于税收。英国自1969年起，又增加了雇主责任制，实行“双重保险”。至于对工伤人员的普通医疗服务一般都是通过医疗保险提供的，其经费主要来源于税收，而其他的医疗费用支出必须来源于工伤保险基金[①]。

中国《工伤保险条例》（以下简称《条例》）规定了工伤保险基金来源于用人单位缴纳的工伤保险费，工伤保险基金存入银行的利息，依法应当纳入工伤保险基金的其他资金，以及法律、法规规定的其他资金。

2. 工伤保险基金的筹集原则

工伤保险基金筹集的原则是：

（1）收支平衡原则。《条例》中规定工伤保险基金按以支定收，收支基本平衡的原则统一筹集，存入银行开设的工伤保险基金财政专户，专款专用。

（2）兼顾效率和公平原则。工伤保险基金筹集与其他社会保险基金的筹集一样，要保证社会经济运行的效率，不能对社会经济发展造成障碍。要兼顾促进社会公平和生产效率两方面，实现收入和财富分配更加平等。按保险的原则，主要分为两个方面，一方面是同一层面上的人们向社会保险基金征收机构缴纳保险费或向政府纳税；另一方面则是将现金转移给那些因发生事故而陷入困境的人，以应付各种突发事件，保障人们的基本生活[②]。这是社会保险的基本功能。

（3）雇主缴费的原则。《条例》第十条第一款规定了用人单位应按时缴纳工伤保险费，而职工个人不缴纳工伤保险费。

3. 工伤保险基金的构成

《条例》第七条规定工伤保险基金由用人单位缴纳的工伤保险费、工伤保险基金的利息和依法纳入工伤保险基金的其他资金构成。用人单位缴纳的工伤保险费是工伤保险基金的主要来源。按照《条例》规定，在适用范围内的用人单位都应当按时缴纳工伤保险费，以保证基金的支付能力。工伤保险基金存入银行后所得到的

---

① 孙树菡. 工伤保险[M]. 北京：中国劳动社会保障出版社，2007：91.

② 王飞. 中国社会保险费征缴管理体制的问题与建议[J]. 首都经济贸易大学学报，2009（3）：73－77.

利息收入也要纳入基金中。其他资金是指社会捐赠、按规定征收的滞纳金等资金。

二、工伤保险基金的收支与管理

(一)工伤保险基金的收支

1. 工伤保险基金的缴费基数

工伤保险的缴费基数直接影响工伤保险费的多少。国际上,缴费基数用得最多的是工资总额。但工资总额范围的大小因各国情况而异,有的仅包括净工资,有的则包括一切工资性开支。在工资总额的确定方面,一般是以上年度工资总额为参照。在中国,职工个人不缴纳工伤保险费,企业按照职工工资总额的一定比例缴纳。企业缴纳的工伤保险费按照国家规定的渠道列支,企业的开户银行按规定代为扣缴。

2. 工伤保险的费率机制

工伤保险费率是指工伤保险费的缴纳比例,直接影响工伤保险基金的稳定性、工伤预防效能的发挥和企业参与积极性等方面,是工伤保险制度的核心。在"以支定收、收支平衡"原则的指导下,国家根据不同行业的工伤风险程度确定行业的差别费率,并根据工伤保险费使用、工伤发生率等情况,在每个行业内确定若干费率档次。统筹地区经办机构根据用人单位工伤保险费使用、工伤发生率等情况,选择适用所属行业内相应费率档次确定单位缴费费率。

(1)差别费率。差别费率即根据各行业工伤风险和职业危害程度的类别,分别规定不同行业的费率标准。根据工伤事故和职业病频率的统计分析指标确定差别费率。

第一,工伤事故发生次数。单位时间(一般是一年)内某行业发生工伤事故的次数总和。本指标可说明工伤事故的发生频率和劳动保护安全制度的总效应。

第二,因工伤亡总人数。单位时间内因工伤残、死亡的人数之和,即单个劳动者在一定时间内不论发生几次工伤事故,均按一人次统计,反映的是工伤事故涉及的职工人数,说明其对职工队伍正常生产能力的总体影响。

第三,因工伤亡总人次数。单位时间内因工负伤、致残乃至死亡的累计人数与次数之和。计算公式表示为:单位时间工伤总人次数 = 单位时间工伤总人数 × 单位时间工伤职工平均工伤发生次数。这一指标可以反映行业工伤事故的总体规模。

第四,工伤事故率。单位时间内每千名职工因工负伤的总人数。计算公式为:

单位时间工伤事故率＝(单位时间因工负伤总人数/同期职工人数)×1 000‰。这一指标可以反映行业内发生职业伤害的程度及在职工总体中工伤事故发生的概率高低。

第五,工伤死亡率。单位时间内因工死亡的职工占工伤总人数的比例,计算公式为:单位时间工伤事故死亡率＝(单位时间工伤死亡人数/同期工伤总人数)×1 000‰。这一指标可以反映工伤事故对职工的伤害程度,说明行业工伤事故的严重程度。

关于不同行业的差别费率,人力资源和社会保障部、财政部、卫生部、国家安全生产监督管理局发布的《关于工伤保险费率问题的通知》,根据不同行业的工伤风险程度,参照《国民经济行业分类》(GB/T 4754—2002),将行业划分为三个类别:一类为风险较小行业,二类为中等风险行业,三类为风险较大行业。三类行业分别实行三种不同的工伤保险费率。

各省、自治区、直辖市工伤保险费的平均缴费费率原则上控制在用人单位职工工资总额的1.0%左右。各统筹地区三类行业的基准费率分别控制在用人单位职工工资总额的0.5%左右、1.0%左右、2.0%左右。各统筹地区人力资源和社会保障部门会同财政、卫生、安全监管部门,按照以支定收、收支平衡的原则,根据工伤保险费使用、工伤发生率和职业病危害程度等情况提出分类行业基准费率的具体标准,报统筹地区人民政府批准后实施。基准费率的具体标准可定期调整。

(2)浮动费率。《条例》规定,在行业基准费率的基础上根据用人单位工伤保险费使用、工伤发生率或职业病危害程度对用人单位的工伤保险缴费费率进行浮动。其目的是利用经济杠杆的作用,促进用人单位采取预防措施、搞好安全生产、减少工伤事故和职业病发生。

用人单位工伤人员的工伤保险基金支出的费用,占其缴纳的工伤保险费的比例是确定浮动费率的重要指标。浮动费率一般只在调整期内有效,进入下一轮考核时,仍以行业基准费率为依据进行浮动。用人单位费率已达同行业费率最高档次,费率需上浮的,不再上浮,但取消下一轮费率下调资格。用人单位费率已达同行业费率最低档次,费率需下调的,不再下调,但下一轮费率需上浮时不再上浮。

浮动费率的考核,应从工伤保险基金支付率和工伤事故率两个数量指标进行。其中,工伤事故率作为否定性指标,工伤保险基金支付率作为费率浮动的主要评估指标。

第一,工伤事故率(即平均每1 000名职工伤亡人数)＝(本期内工伤事故人

数/本期内职工平均人数)×1 000‰

第二,工伤保险基金支付率=(本期内工伤保险待遇支出额/本期内工伤保险基金收入额)×100%

浮动费率是在差别费率(行业基准费率)的基础上,每年对各用人单位的安全卫生状况和工伤保险费用支出状况进行分析评价,并根据评价结果,决定该用人单位的工伤保险费率上浮或下调。一般做法是在差别费率实施的3年左右,在通过合理评价调控指标的基础上,开始实行费率浮动。

差别费率与浮动费率是一个有机体。差别费率影响浮动费率的设计与操作,而离开浮动费率,仅有差别费率对安全生产便没有制约和激励作用。差别费率是对群体而言,调节群体关系;而浮动费率是对个体而言,调节个体关系,二者相互结合、补充。差别费率是基础,浮动费率是调适的主要手段。在测定费率时,各项指标的设计应努力达到工伤保险对安全生产的促进和激励作用。

《关于工伤保险费率问题的通知》规定,一类行业的用人单位按行业基准费率缴费,不实行费率浮动。二、三类行业的用人单位实行费率浮动。用人单位的初次缴费费率,按行业基准费率确定,以后由统筹地区社会保险经办机构根据用人单位工伤保险费使用、工伤发生率、职业病危害程度等因素,1~3年浮动一次。在行业基准费率的基础上,上下各浮动两档:上浮第一档到本行业基准费率的120%,上浮第二档到本行业基准费率的150%,下调第一档到本行业基准费率的80%,下调第二档到本行业基准费率的50%。费率浮动的具体办法由各统筹地区人力资源和社会保障行政部门会同财政、卫生、安全监管部门制定。

3. 工伤保险基金的支付

(1)工伤保险基金的支付原则有三点:

第一,因工伤残与非因工伤残区别对待。劳动者因工伤残是劳动者个人在工作中付出的代价,应得到较高的待遇。而非因工伤残,个人虽付出代价但不是为社会劳动付出,所以保险待遇应适当低一些。

第二,因工伤残造成的直接或间接的经济损失均应得到补偿,但可以区别对待。造成直接经济损失是指,劳动者在发生伤残事故后个人所受的经济损失。这部分损失与劳动者的直接经济收入相关,是其全部收入的主要部分,且这部分损失影响本人及家属生活,影响劳动力再生产,因而对劳动者所遭受的直接经济损失必须给予全部的补偿。间接经济损失是指,职工直接经济收入以外的其他经济收入的损失,这部分收入是因人而异的额外收入,超出了社会保险保障的范围。所以这部分经济损失不应与前者同等对待。

第三,补偿与预防、康复相结合。工伤保险制度包括预防事故发生和帮助伤者康复。用人单位应该努力减少事故发生,改善劳动条件,加强对劳动者的安全培训,及时发现事故隐患并排除。当事故发生后,就应该对伤者及时治疗使伤者早日康复。帮助工伤残疾人员恢复劳动能力,为伤残人员生活和劳动创造条件。

(2)工伤保险基金的支付条件。中国的工伤保险实行无过错责任制,即在生产工作过程中或法定特殊情况下,发生意外事故使职工负伤或死亡,无论责任归于何方,用人单位均应承担赔偿责任,职工均应依法享受工伤保险待遇。

(二)工伤保险的缴费管理

1999年,国务院颁布的《社会保险费征缴暂行条例》(以下简称《征缴条例》)对用人单位工伤保险登记和申报工作进行了规范,确定用人单位缴费基数且确定和调整缴费费率。工伤保险制度是社会保险制度的组成部分。工伤保险基金是国家和社会提供工伤保险的物质基础。工伤保险缴费管理有三方面的内容。

1. 工伤保险缴费主体的确认

《征缴条例》规定,用人单位和职工个人是法定缴费义务人,亦即社会保险费的缴费主体。然而,对于不同的社会保险项目,缴费主体不尽相同,例如,基本养老保险、基本医疗保险和失业保险是由用人单位和职工共同缴纳的。但工伤保险的缴费主体是用人单位,职工个人不需要缴费。

2. 工伤保险费的征收机构

工伤保险费是社会保险费的组成部分,社会保险费的征收机构即负责征缴工伤保险费的单位。《征缴条例》规定,社会保险费征收机构由省、自治区、直辖市人民政府根据本地的实际情况确定,可以由税务机关征收,也可以由劳动保障行政部门按照国务院规定设立的社会保险经办机构征收。社会保险费要集中统一征收,以减轻企业事务负担,降低征收成本。在征收后,各项社会保险基金实行分账管理。

3. 工伤保险登记和缴费申报

为扩大工伤保险等社会保险覆盖面,增强缴费单位和缴费个人的社会保险意识,《征缴条例》规定建立社会保险登记制度和缴费申报制度。

(三)工伤保险的基金管理

劳动保障行政部门代表政府对社会保险基金行使管理职责。社会保险经办机构受委托具体负责基金的管理业务,包括基金预算和决算的编制、基金的征缴和发放、基金的会计核算、基金结余额的安排等工作。财政部门代表政府对基金行使监督职责，负责有关财务会计制度的制定和贯彻落实，监督检查社会保险基金财政专户的核算，审核社会保险经办机构用款计划和结余基金的安排，审核、汇总基金预算和决算，拨付社会保险经办机构的经费①。

《条例》规定工伤保险基金用于工伤保险待遇、劳动能力鉴定，以及法律、法规规定的用于工伤保险的其他支付。工伤保险基金应存入社会保障基金财政专户，必须实行单独管理、分别核算、自求平衡和专款专用。任何部门或单位和个人均不得挤占挪用社会保险基金。

中国的工伤保险管理费用由财政部拨款，而不是从基金中提取管理费。

三、工伤保险待遇的标准与支付

（一）工伤保险待遇的分类

工伤保险待遇是指，职工因工发生暂时或永久人身健康或生命损害的一种补偿和补救。其作用是使伤残者的医疗、生活有保障，使因工亡者遗属的基本生活得到保障。

工伤保险待遇的高低、项目的多少，根据该地区的经济发展水平以及人们的社会生活水平而变化。因此，因工伤残者或因工亡者遗属领取的长期待遇是需要适时进行调整的。伤残津贴、供养亲属抚恤金和生活护理费的标准由全国各省、自治区、直辖市人力资源和社会保障部门根据当地职工的平均工资和居民消费价格指数变化等情况适时调整。

1. 按内容分类

工伤保险待遇按照内容可分为三大类：第一类是医疗救治期间的待遇，第二类是经济补偿的待遇，第三类是生活保障的长期待遇。

（1）医疗救助期间的待遇包括：工伤医疗待遇、住院伙食补助待遇和停工留薪待遇。其中，工伤医疗待遇是工伤职工在抢救治疗和康复治疗以及职业病的治疗过程中，个人不提额外要求的，所发生的住院费用和门诊费用不需要个人负担；住院伙食补助待遇是工伤职工住院治疗工伤期间的伙食费用的补贴；停工留薪期待遇是工伤职工发生工伤停止工作、接受治疗期间，继续享受原工资福利的待遇。

（2）经济补偿的待遇是一次性的工伤保险待遇。包括：一次性伤残补助金、一次性工伤医疗补助金、伤残就业补助金及一次性因工伤亡补助金和丧葬补助金等。

---

① 孙树菡. 工伤保险[M]. 北京：中国劳动社会保障出版社，2007：105

一次性伤残补助金是在职工发生工伤以后,停工留薪期满,经过劳动能力鉴定,伤残达到等级的,按照不同的伤残等级享受一次性的伤残待遇;一次性工伤医疗补助金和伤残就业补助金是当工伤职工未达到退休年龄,而劳动合同到期或者本人自愿解除劳动关系,因工伤医疗和就业困难给予的经济补偿,按照不同的伤残等级享受相应的一次性补偿;一次性因工伤亡补助金和丧葬补助金是职工因工死亡后给予其直系亲属的经济补偿和丧葬费。

(3)生活保障的长期待遇包括:伤残津贴、生活护理费、供养亲属抚恤金三项。伤残津贴是指工伤职工完全丧失劳动能力或丧失大部分劳动能力时,由社会保险机构或用人单位按月支付的生活保障待遇。伤残津贴是对工伤职工失去工资收入的替代性补偿。生活护理费是工伤职工在生活不能自理时,经过劳动能力鉴定委员会确认需要护理以来的,雇佣人员护理所需要的费用,工伤职工按月享受生活护理待遇。供养亲属抚恤金是生活来源主要依靠因工死亡职工生前所供养的亲属,按月享受的基本生活待遇。

2. 按支付项目分类

工伤保险待遇按照支付项目分类可分为用人单位支付项目和工伤保险基金支付项目。

(1)用人单位支付项目:停工留薪期间的工资福利和生活护理待遇、工伤治疗住院期间的伙食补助费、到医院就医的交通费、伤残达到5~6级工伤职工的伤残津贴、一次性工伤医疗补助金和伤残就业补助金。

(2)工伤保险基金支付项目:工伤医疗费、工伤康复费、劳动能力鉴定费、一次性伤残补助金、1~4级工伤职工的伤残津贴、生活护理费、配置辅助器具费、供养亲属抚恤金、一次性因工伤亡补助金和丧葬补助金。

(二)工伤保险的待遇标准

《条例》对工伤保险待遇标准做了明确的规定。职工在工伤医疗期间的待遇标准和因工死亡待遇标准以及伤残待遇标准,大部分为国家统一规定,有些是授权地方政府做出规定。

1. 工伤医疗期间的待遇

工伤医疗期间的待遇包括:停工留薪期待遇、工伤医疗待遇和其他待遇。

(1)停工留薪期待遇。停工留薪期待遇是职工患职业病或因工遭受事故伤害,需要暂停工作接受工伤医疗的,在停工留薪期内,原工资福利待遇不变,仍由所在单位按月支付。停工留薪期一般不超过12个月,伤情严重或者情况特殊的,经该地区的市级劳动能力鉴定委员会确认，可以适当延长，但延长时间不得超过12个月。工伤职工在评定伤残等级后，停发原待遇，依照有关规定享受伤残待遇。工伤职工在停工留薪期满后仍需治疗的可以享受工伤医疗待遇。

（2）工伤医疗待遇。工伤医疗待遇是职工发生工伤事故后，治疗工伤所需费用符合工伤保险诊疗项目目录、工伤保险药品目录、工伤保险住院服务标准的，从工伤保险基金支付。工伤保险药品目录、工伤保险诊疗项目目录、工伤保险住院服务标准，由国务院劳动保障行政部门会同国务院卫生行政部门、药品监督管理部门等规定。

（3）其他待遇。职工住院治疗工伤的，由所在单位按照本单位因公出差伙食补助标准的70%发给住院伙食补助费；经医疗机构出具证明，报经办机构同意，工伤职工到统筹地区以外就医的，所需交通、食宿费用由所在单位按照本单位职工因公出差标准报销。生活不能自理的工伤职工在停工留薪期需要护理的，由所在单位负责。

2. 因工伤残待遇

因工伤残待遇包括一次性伤残补助金待遇、生活护理费待遇、伤残津贴待遇、配置辅助器待遇、一次性工伤医疗补助金和伤残就业补助金待遇。

（1）一次性伤残补助金待遇。《条例》规定，职工因工致残经劳动能力鉴定委员会鉴定为一级至四级伤残的，保留劳动关系，退出工作岗位，从工伤保险基金按伤残等级支付一次性伤残补助金。标准见表6－1：一级伤残为24个月的本人工资，二级伤残为22个月的本人工资，三级伤残为20个月的本人工资，四级伤残为18个月的本人工资。职工因工致残被鉴定为五级至十级伤残的，从工伤保险基金按伤残等级支付一次性伤残补助金。标准为：五级伤残为16个月的本人工资，六级伤残为14个月的本人工资。七级伤残为12个月的本人工资，八级伤残为10个月的本人工资，九级伤残为8个月的本人工资，十级伤残为6个月的本人工资。

（2）伤残津贴待遇。伤残津贴待遇是工伤职工完全丧失劳动能力或是丧失大部分劳动能力时，社会保险机构或用人单位为保障其基本生活，按月支付的保障待遇，这项待遇支付到退休年龄或未到退休年龄而死亡时为止。职工经劳动能力鉴定委员会鉴定伤残达到一级至四级的，属于完全丧失劳动能力，用人单位应当与其保留劳动关系，按月享受伤残津贴待遇。待遇标准见表6－1：一级伤残为本人工资的90%，二级伤残为本人工资的85%，三级伤残为本人工资的80%，四级伤残为本人工资的75%。伤残津贴实际金额低于当地最低工资标准的，由工伤保险基金补足差额。职工经劳动能力鉴定委员会鉴定伤残达到五级至六级的，属于丧失大部分劳动能力，用人单位应与其保留劳动关系，并由用人单位安排适当工作。难以安排工作的，由用人单位按月发给伤残津贴，标准见表6－1：五级伤残为本人工资的70%，六级伤残为本人工资的60%，并由用人单位按照规定为其缴纳各项社会保险费。伤残津贴实际金额低于当地最低工资标准的，由用人单位补足差额。经工伤职工本人提出，该职工可以与用人单位解除或者终止劳动关系，由用人单位支付一次性工伤医疗补助金和伤残就业补助金。具体标准由省、自治区、直辖市人民政府规定。工伤职工达到退休年龄并办理退休手续后，停发伤残津贴，享受基本养老保险待遇。基本养老保险待遇低于伤残津贴的，由工伤保险基金补足差额。

(3)生活护理费待遇。生活护理费待遇是对工伤职工已完全丧失劳动能力、生活长期不能自理、需要护理所给予的一种补偿。《条例》第三十二条规定，工伤职工已经评定伤残等级并经劳动能力鉴定委员会确认需要生活护理的，从工伤保险基金按月支付生活护理费。生活护理费按照生活完全不能自理、生活大部分不能自理或者生活部分不能自理三个等级支付，其标准分别为统筹地区上年度职工月平均工资的50%，40%，30%。

(4)配置辅助器具待遇。配置辅助器具待遇是指帮助工伤职工恢复或提高身体机能的一些器具，在允许配置的规定内所购置的费用不需要工伤职工个人负担。《条例》第三十条规定，工伤职工因日常生活或者就业需要，经劳动能力鉴定委员会确认，可以安装假肢、矫形器、假牙和配置轮椅等辅助器具，所需费用按照国家规定的标准从工伤保险基金支付。但应当指出，这项待遇不能以现金支付给工伤职工，是以配置器具作为补偿的一项待遇。

(5)一次性工伤医疗补助金和伤残就业补助金待遇。一次性工伤医疗补助金和伤残就业补助金待遇主要是考虑工伤职工因为伤残就业带来的困难，给予的一次性待遇。《条例》规定，工伤职工伤残达到五至六级的，在劳动合同期满终止，或者职工本人提出解除劳动合同的，由用人单位支付一次性工伤医疗补助金和伤残就业补助金。具体标准由省、自治区、直辖市人民政府规定。

3. 因工死亡待遇

《条例》规定，职工因工死亡，其直系亲属按照下列规定从工伤保险基金领取丧葬补助金、一次性因工伤亡补助金和供养亲属抚恤金(见表6－1)。

(1)丧葬补助金待遇。因工死亡职工的丧葬费标准高于一般职工死亡的丧葬费，其标准为统筹地区上年度职工6个月的平均工资。

(2)一次性因工伤亡补助金待遇。一次性因工伤亡补助金与一次性伤残补助金待遇相类似,都是一次性支付的待遇。一次性因工伤亡补助金的标准为统筹地区上年度职工48个月至60个月的平均工资。具体标准由统筹地区人民政府根据当地经济、社会发展状况确定,报省、自治区、直辖市人民政府备案批准。

(3)供养亲属抚恤金待遇。职工因工死亡,包括鉴定伤残为一至四级的工伤职工死亡,其直系亲属符合享受条件的应当享受供养亲属抚恤金待遇。供养亲属抚恤金按照职工本人工资的一定比例发给由因工死亡职工生前提供主要生活来源、无劳动能力的亲属。标准见表6-1,核定的各供养亲属的抚恤金之和不应高于因工死亡职工生前的工资。

表6-1 工伤保险待遇标准简明查询表

补偿类别			一次性伤残补助金	伤残津贴(退岗后按月发放)	(解除劳动关系时由单位发放)伤残就业补助金	工伤医疗补助金
因工伤残待遇	完全丧失劳动能力	1级	24个月本人工资	本人工资×90%	—	—
		2级	22个月本人工资	本人工资×85%	—	—
		3级	20个月本人工资	本人工资×80%	—	—
		4级	18个月本人工资	本人工资×75%	—	—
	大部分丧失劳动能力	5级	16个月本人工资	本人工资×70%	36个月本人工资	24个月本人工资
		6级	14个月本人工资	本人工资×60%	30个月本人工资	18个月本人工资
	部分丧失劳动能力	7级	12个月本人工资	—	15个月本人工资	15个月本人工资
		8级	10个月本人工资	—	10个月本人工资	10个月本人工资
		9级	8个月本人工资	—	8个月本人工资	8个月本人工资
		10级	6个月本人工资	—	6个月本人工资	6个月本人工资
因工伤残待遇	工资福利待遇	停工留薪期内工资福利待遇不变,由单位发放(停工留薪期一般不超过12个月)				
	住院伙食补助	职工住院治疗工伤期间,由单位按出差伙食补助标准的70%发给住院伙食补助费				
	工伤医疗费	治疗工伤所需的符合工伤保险药品目录、诊疗项目目录、服务设施目录规定的医疗费用按规定支付				
	辅助器具费	需要配置辅助器具的,经劳动能力鉴定委员会确认,所需的符合规定标准的费用按规定支付				
	生活护理费(按月发放)	生活完全不能自理(全部护理依赖):统筹地区上年度职工月平均工资×50%				
		生活大部分不能自理(大部分护理依赖):统筹地区上年度职工月平均工资×40%				
		生活部分不能自理(部分护理依赖):统筹地区上年度职工月平均工资×30%				

续表

<table>
<tr><td colspan="2" rowspan="2">补偿类别</td><td rowspan="2">一次性伤残补助金</td><td>伤残津贴</td><td colspan="2">(解除劳动关系时由单位发放)</td></tr>
<tr><td>(退岗后按月发放)</td><td>伤残就业补助金</td><td>工伤医疗补助金</td></tr>
<tr><td rowspan="7">因工死亡待遇</td><td>丧葬补助金</td><td colspan="4">统筹地区上年度职工月平均工资×6个月</td></tr>
<tr><td rowspan="3">一次性因工伤亡补助金</td><td colspan="4">因工死亡:统筹地区上年度职工月平均工资×54个月</td></tr>
<tr><td colspan="4">视同工伤死亡:统筹地区上年度职工月平均工资×48个月</td></tr>
<tr><td colspan="4">因工死亡或视同工伤死亡并被授予革命烈士:统筹地区上年度职工月平均工资×60个月</td></tr>
<tr><td rowspan="3">供养亲属抚恤金(供养亲属抚恤金之和不高于工亡职工生前本人工资)</td><td colspan="4">配偶:工亡职工本人工资×40%</td></tr>
<tr><td colspan="4">其他供养亲属:工亡职工本人工资×30%</td></tr>
<tr><td colspan="4">孤寡老人或孤儿:上述标准的基础上增加工亡职工本人工资×10%</td></tr>
</table>

注:①2004年1月1日以后发生的工伤并做出工伤认定的,其待遇按此标准执行。2004年1月1日之前的工伤,其待遇标准按工伤发生时的有关政策规定执行。

②本人工资为职工受伤前12个月平均月缴费工资。但计算伤残就业补助金和工伤医疗补助金的本人工资为解除劳动关系前的12个月平均工资。

③《条例》中还规定,伤残津贴、供养亲属抚恤金、生活护理费由统筹地区劳动保障行政部门根据职工平均工资和生活费用变化等情况适时调整。调整办法由省、自治区、直辖市人民政府规定。

(三)工伤保险待遇的支付

1. 待遇支付的条件

工伤职工或享受抚恤金的遗属享受工伤保险待遇的权利,与一定的条件和义务相对应,一般需要经过工伤认定、劳动能力鉴定和工伤评残程序等。凡符合条件和履行了义务的可以享受工伤保险待遇。

2. 待遇支付的种类

工伤保险待遇费用可分为医疗救治和现金补偿两类。工伤保险待遇支付分为两种类型:①工伤医疗费、康复性治疗费、辅助器具配置费用的支付;②伤残津贴、伤残补助金、供养亲属抚恤金、丧葬补助金和一次性因工伤亡补助金等费用的支付。这两类费用,凡用人单位已参加工伤保险的,从工伤保险基金中支付;没有参加工伤保险的,则由用人单位支付。

3. 待遇支付的方式

上述第一类费用由社会保险经办机构按照与医疗机构、辅助器具配置机构签订的服务协议和国家有关目录、标准，经核查后，与相应的医疗机构、辅助器具配置机构进行结算。第二类费用应由工伤保险基金支付，由社会保险经办机构直接发放给工伤职工或其亲属或委托银行、邮局或社区进行社会化发放。

4. 待遇的调整

伤残津贴、供养亲属抚恤金、生活护理费属于长期待遇，为保证工伤待遇不受物价上涨等因素的影响而降低，并分享国民经济发展的成果，《条例》第三十八条规定，上述长期待遇的水平由统筹地区劳动保障行政部门根据职工平均工资和生活费用变化等情况适时调整。待遇与平均工资变化挂钩，是从公平原则出发的。国家经济水平提高后，劳动者的工资就会相应提高，工伤职工也应享有比原来较高的保险待遇。待遇与物价变动挂钩，是因为同一标准的待遇在不同的物价水平下，享有的生活资料和服务是不同的，而且物价是呈上升趋势的，为了保障工伤职工的长期待遇不受物价波动的影响，必须按照物价上涨的幅度，适时地予以调整。

第三节 工伤保险的业务经办与争议处理

一、工伤保险经办业务的内容及程序

2004 年，劳动和社会保障部办公厅印发了《工伤保险经办业务管理规程（试行）》。规范和统一了经办业务规程，是工伤保险业务管理重要的基础性工作。

工伤保险业务程序与其他社会保险经办业务程序有共同点也有自身特点，如参保登记、保费征缴的主要内容大体相同，而对工伤医疗、康复和辅助器具的管理，以及待遇核定等方面与其他社会保险有所不同。

（一）工伤保险登记

1. 参保登记

用人单位（包括有雇工的个体工商户，下同）依法申报参加工伤保险时，社保机构登记部门为其办理工伤保险登记，用人单位需填报《社会保险登记表》和《参加工伤保险人员情况表》，并提供营业执照等证件或资料。若已参加其他社会保险的，用人单位只需提交社会保险登记证，填写《社会保险登记表》和《参加工伤保险人员情况表》。

2. 变更登记

参保单位在变更单位名称、地址、单位类型、负责人或法定代表人等事项时，社

保机构登记部门为其办理工伤保险变更登记手续。参保单位需填写《社会保险变更登记表》并提供工商变更登记表、社会保险登记证等证件和资料。

3. 注销登记

参保单位发生营业执照注销或吊销,被批准解散、撤销、终止等情形时,社保机构登记部门为其办理社会保险注销登记手续。参保单位需填写《社会保险注销登记表》,并提供工商变更登记表、社会保险登记证等证件和资料。

4. 验证

社保机构登记部门定期进行工伤保险登记验证,参保单位应在规定的时间内填报《社会保险验证登记表》,并提供社会保险登记证、营业执照、批准成立证件等证件和资料。社保机构登记部门审核参保单位提供的证件和资料,审核的主要内容包括:办理社会保险登记、变更登记、上年度验证等情况;参保人数增减变化情况;申报缴费工资、缴纳工伤保险费情况等。

(二)工伤保险费的征缴

工伤保险费征缴包括:申报受理、缴费核定、费用征收和补缴欠费等内容。

1. 申报受理

社保机构征缴部门按月受理参保单位填报的《工伤保险缴费申报核定表》,并要求提供劳动工资统计表、工资发放明细表等资料。

2. 缴费核定

社保机构征缴部门审核参保单位填报的缴费申报核定表格及有关资料。审核通过后,办理参保人员核定或增减手续。社保机构征缴部门根据缴费申报和核定情况,为新增参保人员及时记录参保时间、当期缴费工资等信息。

3. 费用征收

社保机构征缴部门依据统筹地区分类行业基准费率的具体标准,确定参保单位的初次缴费费率,以后根据用人单位工伤保险费使用、工伤发生率、职业病危害程度等因素,确定参保单位年度缴费费率。

社保机构征收地区,采取委托收款方式的,通过"收入户存款"开户银行收费,也可采取支票、现金、电汇和本票等方式收费,并开具专用收款凭证。税收代征的地区,社保机构按月将《工伤保险费核定汇总表》及《工伤保险费核定明细表》传送给税务机关,作为其征收依据。税务机关收款后,每月在规定时间内向社保机构反馈到账信息,传送《工伤保险实缴清单》及相关收款凭证,社保机构财务管理部门做入账处理。

4. 补缴欠费

社保机构征缴部门根据工伤保险欠费台账，建立欠费数据信息，填制《社会保险费补缴通知单》，通知参保单位补缴欠费。

(三) 工伤医疗、康复与辅助器具配置的管理程序

职工受到事故伤害或患职业病以后，所在用人单位应积极救治，并在 3 日内用书面或电话形式向当地社保机构报告。

工伤职工就医一般应到协议医疗机构就诊。工伤职工因急诊就医可就近诊疗，待生命体征稳定后再转往协议医疗机构。工伤职工因伤情需要到统筹地区以外就医的，由社保机构指定的协议医疗机构提出建议、参保单位提出意见，经社保机构核准后方可前往。

工伤职工因旧伤复发需要治疗的，由就诊的协议医疗机构提出诊断意见，经社保机构核准后到协议医疗机构就医。对旧伤复发有争议的，由劳动能力鉴定委员会确认。

需要配置辅助器具的，经劳动能力鉴定委员会确认，由参保单位或工伤职工填写申请表，社保机构核准，到协议辅助器具配置机构配置。

(四) 待遇审核与待遇支付

待遇审核与支付包括：享受待遇资格审核与验证、医疗（康复）待遇审核、辅助器具费用审核、伤残待遇审核、因工死亡待遇审核、待遇调整审核和待遇支付等内容。

1. 待遇的资格审核

待遇资格审核是经办机构审核用人单位及时足额缴费情况，该员工是否参保，工伤认定、劳动能力鉴定情况，单位申报工伤认定时间是否符合规定，因工死亡职工的死亡情况分类及享受供养亲属抚恤金人员的资格等。

2. 医疗（康复）待遇的审核

医疗（康复）待遇审核是经办机构对职工发生事故伤害或者按照职业病防治法规规定被诊断、鉴定为职业病，对经认定为工伤的职工所发生的医疗康复费用是否符合国家和地方的有关规定进行审核。

3. 辅助器具费用的审核

伤残辅助器具费用审核是经办机构根据劳动能力鉴定委员会确认的安装或配置辅助器具的项目名称、规格型号等内容，按照国家规定的标准进行费用核定。

4. 伤残待遇的审核

伤残待遇的审核包括一次性伤残补助金、生活护理费和伤残津贴等的审核。

5. 工亡待遇的审核

工亡待遇审核是经办机构区别直接死亡、停工留薪期内因工导致死亡等情况对其亲属核定丧葬补助金、一次性因工伤亡补助金。对符合享受供养条件的人员按照具体人数核定供养亲属抚恤金。

6. 待遇调整的审核

在统筹地区统一调整工伤保险待遇，或工伤职工有关情况发生变化时，或职工供养亲属丧失了供养条件时，按规定调整工伤保险待遇。

7. 待遇支付

待遇支付是经办机构根据待遇核定结论，对各项待遇费用，包括医疗费用、安装配置辅助器具费用、一次性伤残补助金、伤残津贴和生活护理费、丧葬费、一次性因工伤亡补助金和供养亲属抚恤金进行结算和支付。

二、工伤保险争议的处理与预防

（一）工伤保险争议的类型及处理

一般意义上的工伤保险争议是指用人单位与其形成劳动关系的职工之间，因享受社会工伤保险权利和履行社会工伤保险义务产生分歧而引起的争议。在中国，由于历史和立法等原因，工伤保险争议可分为两类：一类属于劳动争议，用劳动争议的处理原则及处理程序予以解决；另一类属于行政争议，以行政复议和行政诉讼的方式解决[①]。

关于职工与用人单位发生工伤待遇争议的解决，原劳动部办公厅在《关于处理工伤争议有关问题的复函》（劳办发〔1996〕28 号）中指出，职工因工伤待遇给付问题与用人单位发生的争议，属于劳动争议，可向当地劳动争议仲裁委员会申请仲裁。但是，职工与社会保险机构产生的工伤待遇给付争议，不属于劳动争议，因此，劳动争议仲裁委员会不予受理此类争议。职工可向社会保险机构的上一级主管部门申请行政复议。劳动和社会保障部办公厅在《关于处理工伤争议有关问题的复函》（劳动厅函〔2000〕52 号）中指出：工伤职工及其家属在处理工伤保险待遇时与用人单位发生争议的，按照劳动争议处理的有关规定办理。新颁布的《工伤保险条

① 法律快车. 工伤投诉与社会工伤保险争议处理[EB/LO]. http://www.lawtime.cn,2010 - 11 - 02.

例》明确规定:“职工与用人单位发生工伤待遇方面的争议,按照处理劳动争议的有关规定处理。”

目前中国的工伤保险争议具有以下几个特征:第一,工伤保险争议的当事人可以是用人单位与劳动者,也可以是社会保险经办机构与劳动者;第二,因工伤保险争议处理引发的行政复议和行政诉讼案,当事人可以是用人单位与劳动保障行政部门,也可以是劳动者与劳动保障行政部门;第三,工伤保险争议发生在用人单位与劳动者之间的劳动关系存续期间或者劳动关系终止之后;第四,工伤保险争议的内容必须与劳动者的法定社会工伤保险权利和义务相关;第五,工伤保险争议是社会保险争议种类之一,其他社会保险争议种类有养老保险争议、医疗保险争议、失业保险争议和生育保险争议。

1.工伤待遇争议的处理

根据《中华人民共和国劳动合同法》和《中华人民共和国劳动争议调解仲裁法》中有关劳动争议处理的规定,劳动者与用人单位发生工伤待遇方面的争议后,双方可协商解决;双方不愿协商或协商不成的,可以向本企业劳动争议调解委员会申请调解;调解不成的可以向劳动争议仲裁委员会申请仲裁,当事人也可以直接向劳动争议仲裁委员会申请仲裁;对仲裁裁决不服的,可以向人民法院起诉。综合上述规定,劳动者与用人单位发生工伤待遇争议的处理有四种途径。

(1)劳动者与用人单位双方协商解决。法律法规提倡协商解决争议,这样有利于消除用人单位与劳动者之间的隔阂。这种方式需要双方当事人自愿进行协商,任何一方或者第三方都不能强迫协商的进行。

(2)用人单位劳动争议调解委员会调解。争议发生后,当事人双方不愿协商或者协商不成的,可以向本企业的劳动争议调解委员会申请调解。这种方式解决了包括工伤保险待遇争议在内的劳动争议,并且有利于改善双方当事人的关系。但企业协调也不是解决劳动争议的必要途径。在争议发生后,若当事人不申请企业调解,也可以直接申请劳动争议仲裁。企业调解委员会进行的调解是群众性调解,完全依靠发生争议的当事人双方自觉、自愿达成协议。双方达成的协议也要靠当事人自觉履行,不能强制执行。

(3)劳动争议仲裁委员会仲裁。不同于前两种方式的是这种方式的生效裁决具有国家强制力。提出仲裁的一方应当自争议发生之日起一年内,向劳动争议仲裁委员会提出书面申请。仲裁裁决一般应在收到仲裁申请的45日内做出。当事人对仲裁裁决无异议的,必须履行。一方当事人无异议又逾期不履行的,另一方当事人可以申请人民法院强制执行。

（4）人民法院审判。职工与用人单位之间发生工伤待遇方面的争议后，经过劳动争议仲裁委员会仲裁，一方对仲裁裁决不服的，自收到裁决书之日起15日内可以向人民法院提起诉讼，人民法院应当受理、审理并做出判决与裁定。人民法院的审判是包括用人单位与职工间工伤待遇争议在内的劳动争议的最终解决途径。人民法院的审理包括：一审、二审以及再审程序，最终的生效判决标志着这一劳动争议案件的最终判决，一方当事人应当履行而拒不履行的，另一方当事人有权申请人民法院强制执行，法院的强制执行是劳动争议案件能够真实切实得以解决的保障。

2. 工伤行政争议的处理

用人单位、职工或者其直系亲属、医疗机构和辅助器具配置机构等工伤保险行政管理相关人，对劳动保障行政部门或者社会保险经办机构做出的具体行政行为不服而产生的行政争议，可以按照《行政复议法》《行政诉讼法》《工伤保险条例》的有关规定进行处理。

（二）工伤保险争议的处理原则

1. 及时调查，注重事实

在工伤保险争议中，工伤认定和工伤补偿所占比例较高，故应注意做好这两方面的工作，尽可能减少争议事件的发生。调查取证、收集证据在工伤认定中具有重要意义，确凿的证据必须以事故现场和主要人证、物证的存在为基础。因此，受理工伤认定投诉等案件后，要及时勘查现场，对有关人员进行调查，核实有关证据，保证证据的准确可信。

2. 集体审议，接受监督

工伤保险争议处理是一项政策性极强的工作，必须谨慎。为了尽量避免和处理好这方面的争议，须从源头抓起，在进行工伤认定和确定支付工伤待遇标准时，应当坚持集体审议，共同决定，自觉接受群众的监督，保证行政决定的公正性。

3. 遵守程序，区别处理

在工伤保险争议处理的案件中，一部分属于劳动争议仲裁受案范围，另一部分属行政争议处理范围。因此，要区别劳动争议仲裁案和行政复议或行政诉讼案，并严格按照各类制度规定的法定程序，逐项处理。

4. 依法行政，制作文书

在进行工伤保险行政管理和争议处理过程中，要增强法制观念，依法行政，制作和完善各类法律文书，注意落实单位和工伤者的“告知权”，尽量避免出现劳动保障行政部门因程序遗漏而当被告的现象。

(三)工伤保险争议的预防

为了尽可能避免和减少工伤保险争议发生,劳动保障行政部门应切实做到依法行政、秉公办事。预防争议发生可采取重视工伤投诉处理和依法行政、规范管理的措施。

1. 重视工伤投诉处理

劳动者的工伤投诉,要求解决工伤认定、工伤鉴定和工伤补偿的问题。由于工伤投诉者多为所在单位没有参加工伤保险,用工管理制度混乱,违反《劳动法》行为较普遍。因此,处理工伤投诉应采取"综合治理、各个突破"的办法进行。

(1)严格工伤投诉受理的准入条件。主要包括:①劳动合同或能证明劳动关系的证据或工作证复印件;②投诉人身份证;③首次医疗诊断书或病历本;④从事本职工作证明材料和有关旁证材料;⑤对交通事故可否列入工伤范围的认定,须提供道路交通事故责任认定书;⑥对其他意外事故可否列入工伤范围的认定,须根据意外事故的性质,分别提供公安部门、卫生部门或市政管理部门等的证明材料。

(2)查处用人单位违法行为与调查伤亡事故证据"双管齐下"。接到属于劳动保障行政部门受理管辖的工伤投诉申诉后,负责受理工作的"劳动争议信访举报"部门,应立即将该案分别送劳动监察部门和工伤认定机构处理。前者主要是对用人单位的违法行为或拒不配合劳动保障行政部门调查取证的行为进行查处;后者主要负责对工伤认定的实体证据及时进行调查,并尽可能勘查伤亡事故现场,依据法定程序做出伤亡事故是工伤或者非工伤的行政决定。

2. 依法行政,规范管理

依法行政是指行政机关在从事公共事务的管理过程中,必须遵守法律,符合法律规定,完全按照法律的要求去做,只有这样,才能达到依法行政的标准。要做到这一点,重点是制定下列规范管理制度:①制定政策规范;②制作《工作规范表》,主要包括:工作程序、工作对象、办事条件、工作内容和形式、责任单位、责任人、职权、办事时限、工作标准和监督等。其中,办事条件要尽量详细具体。例如,工伤鉴定的受理办事条件(准入条件)应包括:工伤事故处理报告及认定书、工伤鉴定表、原始病历、各项检查化验报告单、X光片、历次伤病诊断书、本次诊断结论;工作程序包括:受理和立案、调查取证或审核证据、提出初步意见、做出决定结论、送达、执行;监督包括:监督内容(如作风建设、执法尺度和效能监察等)、责任单位和责任人、监督形式(如受理投诉、执法检查、日常检查和调查取证等)、监督处理(如协商、口头告诫、书面警告、发监督建议书和记录备案等)。

3. 制作规范文书并及时送达当事人

在工伤保险争议处理中，常用的规范文书有八种。

(1)受理通知书。受理通知书包括被受理人姓名、身份证号、投诉时间、受理时间和需提供的证据材料项目。不受理的要发“不予受理回复”。

(2)补充材料通知书。列出需补齐的具体材料项目、时限等。

(3)工伤确定决定书。工伤确定决定书包括：申请人的姓名、身份证号、所在单位名称，受伤时间、地点、原因，做出决定结论的依据、上诉方式和时效等。

(4)办理工伤鉴定通知书。工伤鉴定通知书包括：用人单位名称、职工姓名、申请时限和负责劳动能力鉴定机构等。

(5)工伤鉴定结论书。工伤鉴定结论书包括：受伤日期、部位、伤情(伤病名称)、鉴定依据和结论、上诉方式和时效等；

(6)授权委托书。当工伤者因正当理由不能前来办理有关事宜，可授权委托“近亲属”或其他代理人办理；因工伤亡者可由法定代理人办理。授权委托书须包括：委托人、受委托人、授权委托事项和委托人(单位)签名盖章等。

(7)处理文书送达回证。处理文书送达回证包括：送达单位、受送达单位、送达文件、送达人、送达地点、送达方式、拒收事由、见证人签名(身份证号)、受送达人签名盖章和受送达日期。如受送达单位或个人拒绝签名或盖章，由负责送达的机关行政工作人员在送达回证上写明原因，并邀请在场人员签名后留置送达。

(8)劳动监察询问通知书和催办通知书。前者主要包括：投诉者姓名及用人单位、需派员接受询问的时限、询问时需提供的材料项目(如工商营业执照、劳动年审手册、员工花名册、工资发放表、已签订的劳动合同、参加社会保险登记和缴费凭据、技术工种持证上岗情况和单位自订有关劳动管理规章制度等)。后者主要是对未执行劳动监察询问的单位，责令其限期办理，否则将按有关规定给予惩处。

三、违反工伤保险的法律责任

(一)挪用工伤保险基金的法律责任

单位或者个人违反《条例》有关规定挪用工伤保险基金构成犯罪的，依法追究刑事责任；尚不构成犯罪的，依法给予行政处分或者纪律处分。对被挪用的基金由劳动保障行政部门追回，并缴入工伤保险基金；没收的违法所得基金依法缴入国库。

(二)劳动保障行政部门工作人员的法律责任

劳动保障行政部门工作人员无正当理由不受理工伤认定申请，或是弄虚作假，将不符合工伤条件的人员认定为工伤职工的；未妥善保管申请工伤认定的证据材料，导致有关证据丢失的；接受当事人财物等违法行为的，依法给予行政处分。情节严重，构成犯罪的，应依法追究刑事责任。

（三）经办机构的法律责任

工伤保险经办机构的主管人员和其他责任人员，没有按规定保存用人单位缴费和职工享受工伤保险待遇情况记录的、未按规定核定工伤保险待遇的和接受当事人财物等违法行为，由劳动保障行政部门责令改正，对直接负责的主管人员和其他责任人员依法给予纪律处分；情节严重，构成犯罪的，依法追究刑事责任。造成当事人经济损失的，由经办机构依法担负赔偿责任。

（四）用人单位的法律责任

用人单位瞒报工资总额或者职工人数的，由劳动保障行政部门责令改正，并处瞒报工资数额1～3倍的罚款。用人单位、工伤职工或者其直系亲属骗取工伤保险待遇，医疗机构、辅助器具配置机构骗取工伤保险基金支出的，由劳动保障行政部门责令退还，并处骗取金额1～3倍的罚款；情节严重，构成犯罪的，依法追究刑事责任。

用人单位依照《条例》规定应当参加工伤保险而未参加的，由劳动保障行政部门责令改正；未参加工伤保险期间用人单位发生工伤的，由该用人单位按照《条例》规定的工伤保险待遇项目和标准支付费用。

（五）劳动能力鉴定组织和相关人员的法律责任

从事劳动能力鉴定的组织或者个人有提供虚假鉴定意见的、提供虚假诊断证明的和接受当事人财物等违法行为的，由劳动保障行政部门责令改正，并处2 000元以上1万元以下的罚款；情节严重，构成犯罪的，依法追究刑事责任。

本章小结

工伤保险基金预算包括基金收入预算和基金支出预算。工伤保险基金的筹集是指由专门的社会保险基金征收机构，按照工伤保险制度所规定的计征对象和征缴方法，定期向劳动者所在单位征收工伤保险基金的行为。中国工伤保险基金来源于用人单位缴纳的工伤保险费。工伤保险基金存入银行的利息，依法应当纳入工伤保险基金的其他资金，以及法律、法规规定的其他资金。工伤保险基金筹集的原则有收支平衡原则、兼顾效率和公平原则以及雇主缴费的原则。工伤保险的缴费基数直接影响工伤保险费的多少。在中国，工伤保险费由企业按照职工工资总额的一定比例缴纳，职工个人不缴纳。工伤保险费率是指工伤保险费的缴纳比例，其高低直接决定了工伤保险基金的规模。中国工伤保险费根据以支定收、收支平衡的原则，确定费率。国家根据不同行业的工伤风险程度确定行业的差别费率，并根据工伤保险费使用、工伤发生率等情况在每个行业内确定若干费率档次。差别费率即根据各行业工伤风险和职业危害程度的类别，分别规定不同行业的费率标准。实行差别费率所依据的工伤事故和职业病频率的统计分析指标，主要有工伤事故发生次数、因工伤亡总人数、因工伤亡总人次数、工伤事故率和工伤死亡率。浮动费率的考核指标，应抓住工伤保险基金支付率和工伤事故率进行考核。其中，工伤事故率作为否定性指标，工伤保险基金支付率作为费率浮动的主要评估指标。差别费率和浮动费率二者相互结合和补充。差别费率是基础，浮动费率是调适的主要手段。

工伤保险基金的支付原则是因工伤残与非因工伤残区别对待，在待遇上应有所区别；因工伤残造成的直接或间接的经济损失均应得到补偿，但对二者可以区别对待；补偿与预防、康复相结合。

工伤保险待遇是指职工因工发生暂时或永久人身健康或生命损害的一种补救和补偿，工伤保险待遇按照内容可分为医疗救治期间的待遇、经济补偿的待遇、生活保障的长期待遇。按照支付项目分类可分为用人单位支付项目和工伤保险基金支付项目。《工伤保险条例》中规定了工伤保险待遇的标准，职工在工伤医疗期间的待遇标准和伤残待遇标准以及因工死亡待遇标准，大部分为国家统一，有些则授权地方政府做出规定。

工伤保险争议是指用人单位与之形成劳动关系的劳动者之间因实现工伤保险权利和履行工伤保险义务产生分歧而引起的争议。目前的工伤保险争议从性质上可分为劳动争议和行政争议。按照工伤保险争议双方当事人不同，使用不同的工伤保险争议处理方法和程序。

中国的工伤保险制度建立于20世纪50年代初，其标志是1951年政务院颁布的《劳动保险条例》。1991年，中华人民共和国第七届全国人民代表大会第四次会议提出要改革医疗保障和工伤保险制度。1993年，中国共产党第十四届三中全会明确提出，要在中国“普遍建立企业工伤保险制度”。1994年《中华人民共和国劳动法》将工伤保险作为五项社会保险之一。1996年，中国颁布了《企业职工工伤保险试行办法》。2001年，工伤保险立法列入了国务院的立法计划。2004年1月1日起《工伤保险条例》正式实行。中国工伤保险制度在很多方面仍存在问题，针对这些问题中国将逐步完善工伤保险制度。

思考题

1. 简述中国工伤保险制度的发展过程及关键性法规文件。
2. 中国为什么要实行工伤社会保险?
3. 中国的工伤保险争议处理的程序是什么?
4. 工伤保险待遇主要包括哪些内容?
5. 工伤保险待遇的标准主要有哪些?
6. 阐述中国社会保险金管理的方式和内容。
7. 谈谈中国工伤保险基金的主要来源和工伤保险基金的支出项目有哪些?
8. 中国工伤保险的缴费管理程序是什么?

案例讨论

案例1 保安在执勤时发生意外,能不能认定为工伤

赵某是江苏省姜堰市某物业公司保安。2005年2月27日下午4时许,赵某在小区大门口值班时,发现有一辆拖拉机欲驶入小区,遂上前拦阻。交涉过程中,赵某左袖不慎卷入拖拉机转动的皮带里,导致左桡骨开放性骨折、左尺骨基突骨折。

2005年8月,赵某经泰州市劳动能力鉴定委员会鉴定为伤残七级。同年9月,姜堰市劳动和社会保障局认定赵某是在工作时间、工作地点受伤的,符合《工伤保险条例》第十四条的规定,应为工伤。而物业公司认为赵某是自残,不构成工伤,不同意给赵某落实工伤保险待遇。2006年11月,赵某向姜堰市劳动争议仲裁委员会申请仲裁。仲裁委员会裁决物业公司需要向赵某支付各项工伤保险待遇、医疗费等合计10万余元。

物业公司不服仲裁裁决,向姜堰法院提起诉讼,请求法院判决不给予被告赵某工伤待遇。为保护劳动者的合法权益,姜堰法院受理后,迅速组织双方当事人到庭进行调解。主审法官分别对双方当事人进行思想疏导。在法院主持调解下,物业公司赔偿受伤保安8万元。

资料来源:保安履职受伤 物业公司赔偿八万[中国法院网],2007-02-15。

案例2 河南新密大平煤矿瓦斯爆炸事故中工伤保险的作用

2004年10月10日晚,河南新密大平煤矿瓦斯爆炸事故中,148名矿工被埋井

下。河南省委、省政府高度重视井下矿工的抢救、善后处理和遇难矿工家属的安抚工作，几次召开专题协调会研究。由于大平煤矿已经参加了工伤保险社会统筹，河南省劳动和社会保障厅积极做好相关待遇的支付准备工作，从而确保了善后工作的顺利进行。

据河南省劳动和社会保障厅介绍，大平煤矿共有职工 4 368 人，每年缴纳的工伤保险费为 86.45 万元。根据《工伤保险条例》和《河南省实施〈工伤保险条例〉暂行办法》的规定，有关补偿资金按郑州市 2003 年月平均工资计算，每位因工死亡职工可享受丧葬补助金 6 768 元，一次性因工伤亡补助金 60 912 元，供养亲属抚恤金为 15 万元。这些待遇的落实切实有效地保护了职工的合法权益。截至 2004 年 11 月 2 日，河南大平矿遇难职工的 141 户家属已全部签订了因工死亡工伤保险待遇支付协议，开始领取相关待遇资金，领到赔付金的家属已陆续返乡。

此次矿难事故的善后工作平稳进行，得益于大平矿已参加了工伤保险社会统筹。事故发生后，河南省劳动和社会保障厅、河南省煤炭工业局所属的社保中心及时介入，按照工伤保险的相关规定，及时把因工死亡矿工应享受的丧葬补助金、一次性因工伤亡补助金、供养亲属抚恤金准备就绪，保证了善后工作的顺利进行。企业参加工伤保险社会统筹的优越性在此得到了体现。

资料来源：孙树菡. 工伤保险[M]. 北京：中国劳动社会保障出版社，2007：39.

第七章　职业安全卫生管理与工伤保险的国际经验

学习要点

通过本章的学习，了解典型国家（或地区）职业安全卫生管理和工伤保险的发展历程与基本现状，把握典型国家（或地区）职业安全卫生管理和工伤保险制度建设的经验与教训。

关键概念

职业安全卫生管理；工伤保险制度

第一节　典型国家（或地区）的职业安全卫生发展情况

一、美国职业安全卫生的发展概况

（一）美国职业安全与健康规章制度的变迁

1. 20 世纪 70 年代之前的规章制度缺失的状态

在美国前 100～150 年的早期工业化时期，随着工业经济的发展，增加了事故的发生率，损害的严重程度也越来越高。在很长一段时期内，无论是企业、员工还是政府有关部门都认为，避免生产安全事故是一个巨大的难题。这种情况持续到 20 世纪初期。1906 年，世界上最大的钢铁公司根据实践和经验，提出"安全第一，质量第二，生产第三"的口号，率先实施确保安全的措施①。随着工业化的发展和新技术的出现，生产效率随之提高，但在生产过程中的危险和危害也越来越多，工人的生命健康受到极大的威胁，社会上关于保护工人的呼声越来越高。在社会和政治家的共同推动下，美国于 1970 年通过《职业安全与健康法》，成为劳动安全与公共健康立法的一

① 张红凤，于维英，刘蕾. 美国职业安全与健康规制变迁、绩效及借鉴[J]. 经济理论与经济管理，2008(2)：70－74.

个里程碑[1]。一年后,劳工部下设职业安全与健康管理局(OSHA)。

2.20世纪70年代对企业实行强制性安全法规

20世纪70年代以来,美国加强了对企业工作场所的法制性规定。职业安全与健康管理局的宗旨是保护工人的安全和健康,依据《职业安全与健康法》,制定安全健康标准。因此,职业安全与健康管理局成立之初便制定了4 000多个一般产业的安全与健康标准。在此过程中,职业安全与健康管理局对工作场所的安全健康制度进行了法制性和强制性的调整。

3.20世纪80年代职业安全与健康规章制度发生变革

20世纪80年代,职业安全与健康的一些规章制度发生了变革,这些变革的制度中涉及最多的是关于化学标签的制度,其主要意图是降低与谷物买卖相关的交易风险。1984年,职业安全与健康管理局企图通过降低谷物升降机中的尘土来进一步降低风险[2]。该标准的可取之处是不再强制厂商实行规定的方式降低尘埃。化学标签和谷物操作标准的变化,体现了职业安全与健康管理局在制定制度标准方面的进步。

4.20世纪90年代职业安全与健康规章制度侧重点的转变

在以往20多年的制度和标准的制定中,职业安全与健康管理局的侧重点一直在安全领域。只通过市场和工人补偿机制处理对健康的危害,效果并不理想。此外,如果某些特殊事件(如低脂肪不确定事件)的后果涉及多种原因,因此,职业安全与健康管理局的政策关注重点开始从安全问题转向健康问题。例如,企业建设的一些体育锻炼设施,对员工的定期体检等。

5.21世纪职业安全与健康规章制度的改革计划

进入21世纪,职业安全与健康规章制度随着时代和经济的发展仍在进行变革。新时代的变革主要体现在三个方面:第一,关注的重点由安全领域转向健康领域;第二,在高成本下尽可能提高工人的职业安全卫生水平;第三,寻求均衡,即在健康改进和投入的成本之间达到新的均衡。

(二)美国职业安全与健康规章制度及其变革

美国的健康安全措施经过几十年的改革和发展之后,已经脱离原来的刚性控

---

① 张红凤,于维英,刘蕾.美国职业安全与健康规制变迁、绩效及借鉴[J].经济理论与经济管理,2008(2):70-74.

② 张红凤,于维英,刘蕾.美国职业安全与健康规制变迁、绩效及借鉴[J].经济理论与经济管理,2008(2):70-74.

制命令式、公共部门独占模式，转而向灵活的合作型、公共部门和私人部门的合作模式转变，这种转变反映了公众理念。在转变期间主要体现了美国职业安全卫生措施的三个方面：强制性措施、引导性措施和合作性措施。

1. 强制性措施

标准的制定、日常的监督管理和处罚奖励都具有命令控制性的特点，它们是强制性措施的组成部分。

（1）依据《职业安全与健康法》，职业安全与健康管理局拥有制定安全标准和健康标准的权力。安全标准的制定旨在保护工人的人身安全，避免职业安全事故；健康标准的制定主要是关于员工职业病的防治，保护工人免受职业病的侵害。

（2）监督检查，即制定标准以后，对这些标准的执行落实情况进行检查。

（3）监督检查后，督察官向地区办公室提交检查报告，对企业的检查结果由职业安全与健康管理局地区办公室主管以书面形式报告，若违反规则标准，将进行相应的处罚以及责令其限期校正。

2. 引导性措施

研究表明，尽管强制措施在职业安全和健康实践中起到显著作用，但这些政策存在成本效益问题。所以，职业安全与健康管理局还采取指导咨询、教育培训以及相关问题的信息服务等支持引导性措施，这些措施与强制性措施相结合。

（1）职业安全与健康管理局在美国聘请了专业的安全和健康顾问为企业提供咨询服务。

（2）通过职业安全与健康管理局网络向相关人员提供培训。

（3）职业安全与健康管理局颁布安全和卫生法规等监管措施。

3. 合作性措施

20 世纪 80 年代中期，西方许多发达国家的安全与健康管理开始从传统形式，向以政府、社区、社会中介组织和非营利组织建设的以市场为基础的商业模式转型，公共管理部门的灵活性在公共部门中发挥着重要的作用。在此背景下，雇主、雇员、工会和组织结构之间形成监管关系。为了实现职业安全和健康，职业安全与健康管理局和相关组织平等相待，互利合作，实现资源共享。这些合作自愿性措施有三种：

（1）职业安全与健康管理局于 1982 年宣布实施了自愿保护计划（VPP）。自愿保护计划鼓励企业自愿保护工人的安全和健康，而不仅是安全和健康标准的最低法定义务。另一个计划是自愿性的安全及健康表现识别程序（SHARP），即企业由州政府接受该领域的专家自愿咨询委员会派出巡视组，并给出结果。

(2)战略伙伴关系(OSPP)自1998年开始以来，根据职业安全与健康管理局与雇主和雇员组织确认的共同工作场所的严重风险，建立有效的安全与卫生管理制度，力求降低工人受伤、疾病和死亡的概率，为了实现这些规则，制定了许多有效的方式，其目的是共享资源，实现职业安全及健康合作伙伴关系的改变。

(3)2002年3月由职业安全与健康局推出的联盟计划，是一个预防工伤和职业病的合作措施。它是职业安全与健康局与致力于职业安全与健康的组织通过签订正式协议联盟计划。该计划几乎向所有的组织开放，包括行业协会、专业组织、企业组织、劳工组织、教育机构和其他政府机构。

二、德国职业安全卫生的发展概况

(一)德国的“双元制”劳动保障体系

德国的职业安全与健康工作受国家法律和自我伤害保险法律的约束和调整，这个系统采用的是劳动保护制度的“双元制”，是德国按照欧盟的有关规定建立的。职业安全卫生工作的调整和限制，在独立法律工伤保险中是由自治立法工伤保险部门实施的，内容主要是制定相应的法律法规，并监督法律法规的实施；建立国家法律之后，对职业安全和健康进行约束和调整。国家法律与独立的工伤保险法律相结合，建立了联邦职业保护战略联盟。战略联盟由联邦劳动部和社会联邦职业防护专业、国家劳动局组成。负责职业安全和健康有关的工作是国家一级的执法专员，这支队伍有3 500余人。工伤保险法律制度包括9个农业系统、27个公共系统、13个商业和工业系统。2007年6月1日以来，联邦职业保护战略联盟合并到现有的法定保险机构，约有6 000名工伤保险监理专员和在各个领域的2 000多名专家。全德国参保人数总计为7 500万人，包括1 707万入托或上学的未成年人；参保的工商企业和机构380万家①。与此同时，相关的研究机构还为职业安全和健康提供技术保障和信息来源。

(二)德国的职业安全卫生监督体系

德国政府对于企业的监督管理来自两个方面。第一，按照《劳动保护法》的规定，企业应缴纳工伤保险费。2009年，德国企业平均缴纳工伤保险费为工资总额的1.31%，管理部门支付的最低金额约0.8%，而风险系数较高的建筑、矿山等企

① 高树生. 德国的职业安全与健康管理[J]. 安全与健康，2012(13)：31 - 32.

业支付最高金额约8%。第二,严厉的惩罚机制和激励机制相结合。如果发生死亡责任事故,公司被强制要求在第二年增加保险费,由此增加了公司的经营成本;反之,如果很长一段时间内不发生事故,企业会受到减免或降低保险费的奖励。这种机制从根本上解决了企业不重视安全生产的弊病,提高了企业和整个社会的安全意识。所以在德国,企业安全事故发生率和死亡率都很低。

三、日本职业安全卫生的发展概况

(一)日本职业安全与卫生管理机构简介

1. 政府机构

日本职业安全和卫生管理的最大政府机构是厚生劳动省,其中,有11个局和劳动标准局的8个部负责健康和安全管理,包括:政策法规课、安全课、劳动卫生课、化学品调查课。日本47个县都有地方劳动局,机构设置方式与劳动局和厚生劳动省标准一致。负责监督劳动基准署,该机构在全国设有343个。除了构成主体的4个课之外,厚生劳动省还有3个直属研究机构,即国立劳动安全研究所、国立劳动卫生研究所、国立健康和营养研究所,这3个机构负责职业安全卫生管理部门行政决策的技术支持。

2. 非政府机构

日本的非政府机构主要有:日本职业安全卫生协会(JISHA)、日本建筑安全卫生协会(JCSHA)、日本道路运输安全卫生协会、日本港口工伤事故预防协会(PCAPA)、森林和木材加工事故预防协会、日本矿山安全卫生协会、日本锅炉协会、日本起重机协会、锅炉和起重机安全协会、劳动安全技术研究所、作业环境测量协会和安全卫生咨询协会。除此以外,还有一些基金会、促进会等组织。这些非政府机构种类多样,主要为政府的职业安全管理工作提供相应的监督及技术咨询工作,是日本职业安全管理机构的重要组成部分。

(二)日本职业安全与卫生管理的运行

1. 厚生劳动省

日本的国民健康及医疗保险、医疗服务、药品和食品安全、社会保险和社会保障、就业和弱势群体的社会救助等工作是由厚生劳动省负责的,因此,厚生劳动省是日本主要的医疗保健和社会保障部门。职业安全及健康管理只是厚生省的部分职能,制定政策和当地劳动局的管理是其职业安全与卫生管理工作的重点。当地劳动局管辖下的劳动基准监督署负责监督实施具体的职业安全和健康管理工作。

2. 职业安全卫生协会

职业安全卫生协会是日本关于职业安全卫生工作最重要的非政府机构，职业安全卫生协会的职能主要有七个方面。

(1)协助工作。协助企业预防职业安全卫生事故。

(2)对工作技术支持。提供企业技术支持，包括：健康和安全咨询、环保检测工作、特殊的医疗检查，如尘肺、有机溶剂中毒等。

(3)培训服务。包括企业责任培训、职业安全管理体系培训和企业安全卫生管理的培训。

(4)信息收集。收集和传播有关健康和安全方面的信息。

(5)建立规则。开展研究工作，建立职业安全和健康标准，以及中小企业和其他企业职业安全及健康规则。

(6)工作环境认证。创建舒适的工作环境，通过提出建议，推动建立研究舒适的工作环境和工作环境的认证。

(7)安全活动。主要包括全国职业健康周、国家安全周和零事故运动等安全活动。

3. 企业

日本企业在职业安全卫生管理方面的职责主要有六个方面。

(1)建立健康安全委员会。从业人员 50 人以上的企业，必须建立此机构，并每月召开讨论职业健康问题及对策的会议。

(2)聘请职业医师。从业人员超过 50 人的企业，必须雇用一位兼职职业医师，员工 1 000 余人或现有员工 500 余人的高风险行业必须雇用一名全职的职业医师。

(3)聘用卫生工作者。从业人员 50 人以上的企业，必须有卫生工作者，卫生工作者主要负责向健康安全委员会提供建议，卫生工作者必须具有由都道府县劳动局颁发的资格证书。

(4)环境检测。健康和安全委员会负责对环境进行检测，例如，粉尘、有毒化学物品和噪音等，要对检测出的危害因素进行控制和预防。

(5)建立合理的安全生产方式。对操作人员的操作方式、工作频率、休息间隔进行设计和管理，以确保操作的安全性和效率。

(6)定期体检。为确保员工的身体健康，企业每年至少组织一次对员工的身体检查；凡接触有毒物质和有害粉尘的人员至少每半年体检一次；新员工接受入职健康检查。

（三）日本职业安全卫生的工作重点

1.健康促进

1986年，世界卫生组织提出了健康促进的概念，使卫生措施加强，从生活习惯、生活方式入手，通过加强体质和医疗服务等改善人类健康。职业安全和健康工作，是为了改善工人的健康状况，解决与生活方式有关的疾病，如职场体检异常率、老年工人精神紧张等问题，职业卫生工作者制订了工作场所健康促进计划，卫生工作人员开展医疗、体育训练、心理健康、营养和身体健康等方面指导工作。

2.“过劳死”及自杀问题

因过度工作或体力劳动引起身体故障而死亡的为“过劳死”。“过劳死”越来越多的原因是工作负担重、压力大。日本厚生劳动省数据显示：2005年约330人死于工作过于劳累而身患的重病，与2004年同比增长12.2%。“过劳死”日趋严重的现象已引起日本社会和政府的广泛关注。为了防止“过劳死”，2005年，日本修订了《职业安全与健康法》，规定日本国内的各家公司职业医师应让那些一个月加班时间超过100小时的员工接受职业医师的会诊和建议。

由于工作压力过大、社会交往人际关系复杂，近年来，日本自杀人数明显增加。日本自杀人数在2006年达到3万人左右。2006年，厚生劳动省修改了精神健康促进指南，强调精神疾病的早发现、早治疗以尽早返回工作，并要求雇主在企业安全健康会议上讨论精神健康计划①。

3.社会老龄化问题

联合国关于人口老龄化的标准是60岁以上老年人口达到总人口的10%，或65岁以上老人占全国总人口的7%以上。日本2007年《老龄化社会白皮书》的数据显示：日本的老龄人口在2006年10月1日已占到总人口的20.8%，所以，日本是一个老龄化非常严重的国家。因此，日本对老龄工人行为特征进行了研究，企业提高工作环境的舒适程度，以防止老龄工人发生意外。

四、欧盟的职业安全卫生发展概况

（一）欧盟职业安全与健康署简介

欧盟职业安全与健康署是在欧洲钢铁联盟的基础上建立的。它由25个成员国的政府官员、雇主和职工代表组成，其中有9个核心成员，执行主席每年轮流。为政

① 邱曼.日本职业安全卫生管理现状[J].现代职业安全，2008(6):60－62.

府、雇主和雇员提供信息安全服务，是职业安全与健康管理局的工作。通过提供科学技术和经济信息，以促进成员国改善工作条件，保障员工工作过程中的安全和健康。

它的主要任务是：①职业安全和职业安全与健康风险评估。包括数据、数据收集、数据分析和信息传播等。②职业安全和健康的检测。运用先进技术和相关信息，在短时间内发现工作环境中的不安全因素，以此确保劳动者的身体健康。③紧急风险识别。雇用相关专家对所建立的风险数据库进行研究，以此对安全因素进行评估，并对欧盟各成员国制定政策提供相应的信息服务。④制定职业安全与卫生政策和推广先进经验。

（二）欧盟的职业安全与健康概况

随着经济和社会的发展，欧盟劳动力市场面临新的变化和挑战。雇用方式与工作方式灵活性的加大使劳动力市场变得日趋复杂；妇女就业率不断增加，导致女性员工职业安全卫生问题突出；人口老龄化导致劳动力就业年龄改变；工业结构调整后出现新工种、新公司类型，扩大了职业安全卫生监测与预防工作的难度等，是造成这些变化和挑战的主要原因。

在上述背景下，欧盟职业安全和健康问题是：各成员国虽然因工伤事故而死亡的人数持续下降，但职业伤病仍继续困扰着从业者。主要职业伤害和疾病包括：巨大的工作压力、职业病、骨骼肌肉拉伤、皮肤疾病、意外伤害、造成工作场所暴力的心态和敌意的伤害等。具体表现为：有机会接触到工作场所的风险不断增加、工作时间弹性变化较大、工作时间不均衡分配、工作力度加大和存在性别歧视等。

新成员国加入欧盟，增加了职业安全与健康工作的难度，事故率比欧盟15国时显著增长。因此，有必要进一步加强信息通信战略，以更有效地加强信息交流能力。采取特殊的手段或方法，以促进先进技术的推广应用，提高风险预测能力。

欧盟职业安全卫生工作在新时期的发展目标是：

（1）将规则体系进一步完善。建立职业安全和技术培训的强大系统，政策和措施的制定应该有创新，认真落实政策措施，建立合作伙伴关系。

（2）加强职业安全与卫生文化。加强职业安全与卫生文化教育，让所有的人都明白职业安全和卫生工作的重要性，加强职业安全和健康的文化意识，增强能力，预测新的风险，应对新的挑战。

（3）建立新的信息通信战略。致力于全球信息通信合作伙伴关系的发展和建立，完善成员国之间的网络信息系统，与相关国际组织合作，构建信息通信系统网络，与其他国家合作建立职业安全与健康信息网通信系统，建立风险评估体系，进一步发展欧盟职业安全与健康署的信息网络系统建设，建立欧盟职业安全与健康事故数据库。

五、中国香港和台湾地区的职业安全卫生发展概况

（一）中国香港职业安全卫生的发展概况

1. 香港职业安全卫生局

职业安全卫生局（以下简称职安局），在《职业安全与健康条例》的基础上于1988年建立。作为政府机构，职安局致力于改善工作环境，提高企业安全管理水平。职安局的工作重点包括：政府、雇主、雇员、专业及学术团体之间的宣传、教育和培训、咨询服务、调查和政策研究，提供信息，促进交流与合作。

多年来，职安局通过各种服务，建立与政府、雇主、雇员、专业人士和学术团体的合作，以加强香港的职业安全和健康标准。采取的措施包括：为青少年和工作人员进行安全教育，提高社区一级的安全意识，树立安全文化社区，为各种规模的企业提供咨询服务，帮助建立良好的安全管理制度，促进安全和健康的研究，探索新的方向，传播职业安全和健康知识，促进与内地及世界各地职业安全及健康事宜的合作。

2. 职业安全卫生的推广活动

为了培养人的职业安全和健康素养，职安局每月免费举行讲座。为了满足各行各业的需求，职业安全卫生公开讲座主题正在发生变化。除了一般的宣传计划，该局每年有一个特定的主题推广项目，宣传不同类型的职业安全和健康信息，以加强职业安全和健康的意识。与此同时，该局还对举办的各种类型的职业安全和健康活动提供资金援助，以加强员工职业安全及健康意识，减少意外伤害。活动可以采用不同形式举行，例如，研讨会、问答或其他形式的比赛、出版刊物或户外活动等。

3. 职业安全卫生顾问服务

为了给各机构及企业提供有关职业安全卫生的专业服务，职安局设有一支具有丰富经验的顾问队伍。关于顾问的内容主要是：安全健康管理计划、安全管理咨询服务、风险评估、职业卫生评估、安全稽核和中小型企业职业安全卫生资助计划等。

（二）中国台湾职业安全卫生的发展概况

1. 台湾劳工委员会

1987年，台湾成立劳工委员会，受"行政院"管辖，且在1992年成立了职业安全和健康研究所，用以促进技术研究与防灾技术的安全和健康，以此加强职业安全卫生，不断完备职业安全与卫生制度，以及推动多项预防职业灾害的措施。因此，

台湾职业安全和健康取得了长足的进步。政府推动的关于健康和安全的制度，起着重要的作用。

2. 员工健康检查

雇主在雇用员工时应对其身体进行检查，这是台湾《劳工安全卫生法》中规定的。在职员工进行定期的健康检查，特别是对从事的工作对健康有危害的。检测由医疗机构或医疗单位的医生执行，并将检查结果记录在案。健康检查费用由雇主承担。此外，用人单位经主管机关指定对特定的工作场所进行检测。指定工作场所包括：室内工作场所的隔音、隔热、防尘和铅作业、有机溶剂、四烷基铅和某些化学物质的检查。

目前，台湾有各类企业 80 万家，近千万的就业工人，其中，绝大部分是中小企业，而且多是发病率很高的职业危害区域。中小企业为了减少职业危害，采取了政府、企业、劳工三方共同努力的措施。

3. 职业安全卫生监督检查

台湾加大检查和执法，政府利用媒体对职业健康工作进行广泛宣传，广播公益广告，对事故的现场直播报道，并及时披露各种安全和职业卫生问题，发挥公众舆论的监督作用。

4. 鼓励企业建立安全卫生自主管理系统

为了提升安全和健康自我管理能力，鼓励企业建立安全卫生自主管理系统，“行政院”劳工委员会参考美国自动防护系统开发了企业安全和卫生体系。自我保健系统是企业和民防组织自愿组织起来的，它们互相帮助，互相促进，主要由地区、行业、企业组织、大企业主导的小企业和老企业共同帮助开拓新业务，进行员工培训、健康检查、机械设备的检查、制定应急措施、制定和演练安全规程。通过定期的活动、研讨避免类似职业安全事件发生，推广新的管理经验和技术。政府则会派出专家到现场咨询。

第二节　典型国家（或地区）职业安全卫生管理的经验

一、美国职业安全卫生管理的经验

（一）增强法规标准建设的可操作性

注重法规标准的建立与严格实施是美国职业安全与健康监察局的工作重点。

其在依据《职业安全与健康法》组建完成后两年多的时间里，根据现场实际操作情况制定了一套比较完整、涉及基本工业行业的安全与健康的标准。这些标准非常贴近实际，具有很好的适应性。

我们可以借鉴美国，对于标准制定不要有一步到位的思想，本着尊重与符合当前实际，并略有超前的意识来制定安全与健康规程和标准，还应随着科学技术的发展及时进行修订与完善，从而较好地保障企业、监察人员照章实施、照章检查，起到保障安全作业、减少生产事故的作用。

（二）将主要精力放在重点行业或领域

从20世纪70年代开始，美国职业安全与健康监察局就将绝大部分的精力放在监察特大恶性事故和对从业人员人身有较大危害的最危险的工作场所。找到重点行业之后，采取强制性措施，对其职业安全与健康问题进行整改，从而有效控制职业安全卫生事故的发生。强化对重点行业的安全生产检查，可有效地减少所选定高危行业的事故死亡人数，这一点从中国对煤矿实施垂直的安全检查，煤矿死亡人数有所下降的实际情况可以充分证明。因此，中国可以借鉴美国将大部分精力放在重点行业领域的做法，对国内安全事故高发行业进行重点监督，以达到降低生产安全事故的目的。

（三）重视安全文化建设与安全教育培训工作

实现安全生产，降低工作场所死亡率、伤残率和职业病发生率的根本方法是提高从业人员的职业安全卫生素养，因此搞好安全文化建设、教育培训工作是必不可少的。生产活动中，解决生产安全事故问题的关键是必须在工作场所建立良好的安全健康氛围，将安全与健康理念深深地植入广大从业人员的头脑中，这样才能从根本上解决在生产中因人的因素导致的责任事故。

（四）运用先进科学技术提高工作效率

美国职业安全与健康监察局重视依靠先进的计算机技术、信息技术为日常的监察执法提供技术服务与支持。尤其特别重视提高监察局整体的“信息搜集、分析能力”，建立起完善的信息分析、研究基础设施，实现及时准确地应对新问题、新挑战，以便采取恰当的措施。这一点也是值得中国参考借鉴的。

（五）鼓励企业自主开展职业安全卫生促进项目

在日常生产活动中，要控制职业事故的发生率，企业的作用是无法替代的。因此，自20世纪80年代以来，美国安全与卫生监督局采取了众多显著的措施，鼓励雇主自愿参加职业安全卫生活动，促使企业自愿制订安全计划。中国要实现从根本上扭转安全生产的严峻形势，就需要调动企业的积极性，鼓励企业加大安全投入，加强员工安全培训，提高安全管理人员以及员工的安全意识和积极消除各种事故风险的思想，真正做到安全生产。

二、德国职业安全卫生管理的经验

(一)充分发挥工伤保险机构的作用

德国工伤保险管理机构的主要职责是：第一，预防优先，使用一切可行的方法防止工伤事故、职业病的发生；第二，当事故发生时，力求查明事故发生的原因，以起到警示作用；第三，在事故发生时为避免损失扩大，要有有效的急救措施；第四，妥善解决好善后工作，减轻工伤事故和职业病导致的后果。德国工伤保险监管机构通过培训和教育、咨询和监督、工作场所的危害调查测试工作，科研、定期体检、制定规章制度和工作危险性评估等方式，以确保企业生产活动中的安全与健康。

(二)企业内部的安全管理

德国《劳动保护法》规定，用人单位有责任和义务确保员工的安全和健康。用人单位在组织生产时，有责任和义务保障工人的安全和健康，并提供先进、安全、可靠的技术措施；还应制定相应的措施，防止每个职位可能发生的意外事故。《劳动保护法》还规定，企业必须有一个安全机制，必须设置安全工程师、企业医生、保安人员和其他相关人员，安全工程师和医生必须获得国家认可的企业资格证书。还有就是企业内部要定期实行安全检查，对员工进行培训和教育。

(三)注重咨询并对咨询进行安全科学研究

咨询研究对政府管理机构和保险机构是一项非常重要的工作。为了解安全防护，德国劳动保护机构将一半以上的工作精力用在职业病防治方面的咨询工作。而在技术、设备和管理上存在的问题，需要在这个基础上抽出一部分精力对咨询状况进行研究，并找到解决的方法，以此来提高科技水平和相应的工作能力。德国劳动保护部门都有自己的科研人员，专门从事咨询和研究工作，对事故预防起到了积极的作用。

(四)将教育培训作为预防事故的根本

职业安全卫生的预防和控制，人的因素是最重要的，职业安全卫生工作必须不断加大教育投入，德国政府出资设立职业学校培养技术人员和专业人才。学校采用理论加实践的教学方法，培养了大批高素质的行业人才。提高了员工的安全自我防护意识和防护能力，有效控制了职业事故的出现。

三、日本职业安全卫生管理的经验

(一)建立配套完善的法律体系,有力保障安全生产

20世纪50年代后,随着工业化和经济发展的快速增长,工伤死亡事故在日本激增,对企业生产活动和国家的经济发展造成了严重的影响。为此,日本政府制定了《劳动安全卫生法》《矿山安全法》等相关法律法规,加强检控工作,以尽量消除生产安全隐患。这些法律法规是具体的、可操作的。日本成立由政府安全功能行为的配置或社区组织和中介机构的行为规范和作用等,都可以发现日本的安全生产法律,甚至为企业设置内部安全管理机构,都有具体的法律依据。

通过对比发现,中国虽然建立了职业安全卫生法律体系,但随着市场经济的进一步发展,现有法律法规已无法满足需要,有的甚至与相关法律,如《中华人民共和国安全生产法》中的规定相冲突,一些经营者或安全管理员利用法律或执法漏洞,不愿在生产经营活动中加强安全投资或存在侥幸心理,成为事故频繁发生的重要原因。为此,要借鉴日本的做法,在社会经济发展、科技进步的过程中,及时对法律法规进行修订和完善,从而使生产经营活动有法可依,减少安全事故。

(二)安全与健康监督管理一体化

日本在安全和卫生监督体系开始实施时就强调安全与健康监督管理一体化。日本安全与健康监督管理分为三个垂直的层次,第一,厚生劳动省,第二,都道府县劳动局,第三,劳动基准署。目前,中国的作业场所职业安全卫生监督和烟花爆竹生产经营单位的安全生产监督管理已于2003年划归国家安全生产监督管理局负责,但锅炉压力容器监督职能由国家质量技术监督局分管,工伤保险由人力资源和社会保障部负责,企业安全监察职能比较分散①。这些方面日本的做法值得我们借鉴与参考。

(三)重视事前安全防患检查

“法律的完善虽然很重要,但是公正的执行和日常严格的安全监督更加重要”,是日本企业与政府达成的共识。日本安全生产监督管理工作特别强调预检验,严格认真落实防范措施,及时消除事故隐患。

(四)增强全民安全意识

在日本,为了预防职业事故、加强工作场所的安全性,开展了包括安全健康周

---

① 王显政.安全生产与经济社会发展报告[M].北京:煤炭工业出版社,2006:502.

活动在内的一系列宣传工作，提出了工作中零事故的思想。与此同时，日本还开展了安全健康大会的活动。广泛的宣传，使人们认识到安全健康的重要性，自觉遵守法律制度。除了这些经常性活动，在活动期间还设置各种奖励，对在职业安全卫生发展方面做出突出贡献的个人和团体进行奖励。以上这些机制，能够促使企业和工人自觉遵守安全规章制度，并提高他们的安全健康意识。

(五)建立严格的安全健康教育培训机制

日本对各级人员的教育培训都有明确规定，并且有比较完善的培训机制，确保他们在就业期间享受安全教育的同等条件，包括教育和劳动过程管理。目前，员工素质低以及安全意识弱是造成中国煤矿和建筑行业事故频发的主要原因。众所周知，采矿、建筑等行业大量雇用农民工，由于其稳定性差、流动性强，但用人单位不愿出钱培训他们，这不仅直接影响重点项目的进度和质量，而且还要为安全生产承担风险。所以，为了提高员工的素质和管理人员的水平，就必须加强对从业人员的教育培训。

(六)重视发挥社会中介组织在职业安全卫生管理方面的作用

在职业安全管理工作上，日本政府只是起到引导支持作用，大量实际的工作是由许多社会中介组织完成的。根据法律和实际需要，日本成立了专门的职业安全卫生检查中介组织，如中央防灾协会、工作环境测量协会等。这样做的好处是在政府不便或无力承担的方面，中介组织可以代替政府行使这方面的职能。

四、欧盟职业安全卫生管理的经验

(一)注重作业环境条件的改善

由于欧盟职业伤害的发生率一直很低，特别是在英国10万人口死亡率一直比较低，这与欧盟重现职业安全与卫生监管有很大关系。欧盟新的改革方向是：不仅重现安全和健康，还要提高工作场所的舒适度。1991年，欧盟理事会通过了关于加强劳动关系或工人的临时雇佣关系的劳动健康法令。工业事故和职业病的增多带来越来越多的问题，要求各国建立最低要求，确保工人的安全和健康。规定要求，在工人开始工作前与用人单位签订固定期限劳动合同，其中包括由国家法律明确规定的职业危险，工作可能遇到的具体风险。

(二)注重培训教育

在职业安全和健康工作中，将教育培训工作作为重点领域。在欧盟，职业安全卫生训练和教育大多都是免费的。不仅培训免费，还给予学员一定的生活补贴。

培训内容比较广泛,涉及安全心理学和技能培训。各培训机构每年为企业提供详尽的培训计划,有关人员可根据自己的实际情况自愿报名参加培训。培训对象包括企业经理、企业安全专家、企业医师和其他技术人员及工人。此外,这些组织经常举办安全技术研讨会和开展安全竞赛等。此外,还出版了相关的职业安全和健康宣传册免费发放给职员,从而提高在职人员的安全和健康意识,全方位提升员工的素质,有效地减少和降低事故的发生率①。

(三)搞好安全专项活动

欧盟职业安全与健康管理局每年开展"安全活动周",促进职业安全卫生,提高员工的职业安全与健康意识。欧洲职业安全与健康管理局的网站,将每年的5月31日设为"世界无烟日",2013年的主题是"禁止烟草广告赞助和促销"。欧洲职业安全与健康局推出"无烟工作场所",呼吁雇主和工人一起工作,消除吸烟的工作场所,并鼓励采取积极措施,促进建立健康的工作场所。欧洲委员会健康与消费者保护总司在欧洲职业安全与健康局的支持下,发起了一项泛欧洲活动——"戒烟者不可阻挡"。

五、中国香港和台湾地区职业安全卫生管理的经验

(一)香港职业安全卫生的发展经验

1. 政府重视职业安全和健康管理

香港推行安全管理成为推动工业安全的主要向导。1999年1月5日颁布的《工厂及工业经营(安全管理)规例》提出的安全管理制度包括:安全政策、安全计划、安全委员会、安全审计或审阅、一般安全培训和特殊安全培训。为了方便投资者和承包商实施安全管理制度,文件中将十四项安全管理项目定为主要元素。为配合新法规的实施路线,香港职业安全卫生局开设了一系列的课程,如培训和安全管理方案、安全审计。编写安全计划和组织与安全管理相关的巡回展览。

2. 强调企业经营者的安全承诺

强调企业经营者的安全承诺的主要工作是促进高级管理人员的安全和健康,重大责任事故预防的组织应当委托安全部门承担全部责任。最高管理者应该更加重视职业安全和健康,做一个真诚的承诺,使所有员工了解组织在职业安全和健康方面的意图和决心。

---

① 黄盛初,郭馨,彭成.欧洲职业安全与健康状况综述[J].中国煤炭,2005(3):77-79.

3.《职业安全约章》

《职业安全约章》是由劳工处及职业安全局,以鼓励雇主和雇员共同创造与维护安全和健康的工作环境而设置的文件。政府大力支持雇主签署《职业安全约章》,作为建立安全管理制度的基础。目前,很多港资企业、政府机关、教育及医疗机构已签署职业安全约章。

4. 建立完善的安全管理制度

香港的《工厂及工业经营(安全管理)规例》中对安全管理的定义是:安全管理是关注工业安全管理和操作人员的安全特性,包括:规划、开发、组织实施安全经营政策和措施,以及审计或审阅等功能。由于效果明显,香港特别行政区的电力公司、煤气公司、铁路公司、部分承包商、业务单位、医院、大学和政府机构等,已经开展并建议实施科学的安全管理体系。

(二)台湾职业安全卫生的发展经验

1. 增加安全意识

一个成功企业的工作场所必须依据良好的职业安全、健康和人因工程的原则来设计,这样的企业最具有持久性和生产能力。同时,世界很多国家的经验表明,如果工作人员的安全受到健康危害,工作条件差,企业要想获得高品质的产品和优质的服务,甚至是一个健全的经济是非常困难的。很多获得好成绩的职业安全和健康企业的发展,是根据他们的实践经验,加上相关的科学知识,推导出对行业安全和健康非常适用的原则。采用这些原则可以帮助企业在职业安全、卫生、社会关系和经济关系等方面取得好的效果。

2. 重视职业安全卫生预防

避免危险(基本的预防)是最基本的职业健康及安全政策。要做到这一点,首先必须承认危险,然后进行分析,了解事故的原因和危害之间的因果关系,定性或定量进行分析,最后决定风险和控制风险的规模。危害识别必须随着新的知识及行业更新而产生,是一个持续的过程。例如,30 年前,已被用作工业溶剂的苯,后来发现其为致癌物才不再作为工业溶剂。本质安全是控制危害的最佳策略,然后使用辅助的预防措施解决执行上的困难。

3. 职业安全卫生管理与生产管理相结合

职业安全卫生与工作管理方式和员工参与度是密不可分的。例如,员工可以参与决策,以防止过度的工作量,降低工作压力,不仅体现了员工的能力和需求,同时也提升了员工的士气。有研究表明,员工的健康和安全的提高有益于更好的管理,同时可以增强社会关系、个人的能力和技术的发展。该方法根据个人的需要调整工作量和工作要求,对于老年人、残疾人、病人和孕妇等有特殊需求的人可以降低要求。而当员工被认为是在最佳工作场所工作时,也实现企业的健康和安全标准。

4. 职业安全卫生事业成为企业的基本管理目标

许多工业化国家已采取职业安全卫生的原则,其结果可以证明,传统的职业事故和疾病呈下降趋势。一些国家和国际产业采取“零危险”的环境目标开展工作。根据正确操作和维护进行生产操作。不但能使工作危害现象减少,职业伤害与疾病消除,而且节省生产受阻与治疗疾病的花费。这些经验证明,应用正确的职业安全卫生标准,可以规划、营建、组织并维持一个安全卫生的工作环境。由此证明了拥有一个安全和健康的工作环境是一项安全的投资,是一个可以实现的目标。

第三节 典型国家(或地区)工伤保险制度建设的经验

一、典型国家(或地区)工伤保险制度

(一)德国的工伤保险制度

工伤保险是德国社会保险的五大支柱之一。其意义为:一是可以降低因工伤事故造成的社会财富的缺失;二是可以避免雇主和雇员之间的对立,从而缓解社会矛盾,维护社会稳定。德国三类工伤保险经办机构包括:公共系统的工伤保险经办机构、农业同业工会、工商业同业工会。工伤保险机构中最大和最重要的工伤保险经办机构是商业同业工会,包括 26 家协会,300 万参保企业和 4 217 万参保人员。

工商业的所有雇员和雇主及其配偶的商业和工伤保险覆盖面,是两部分人群的商业和工业行业协会,行业的所有员工和商业必须参加强制性的工伤保险,雇主和雇主的配偶,可根据各自的组织章程细则,决定是自愿的还是强制性的工伤保险。

通勤事故、工伤事故和职业病是德国工伤保险的三大范畴。在上下班途中发生的伤害事故,是通勤事故;工伤事故是职工正在从事本职业所要求的工作或与职业有内在联系的活动时,突然造成对身体的伤害和影响;符合国家职业目录中列明的职业伤害即职业病。

德国工伤保险具有预防为主的特点。首先,工伤预防是德国工伤保险经办机

构的使命和任务。其次,行业协会采用“先预防,后康复,先康复,后补偿”的经营理念,以及“预防、康复、补偿”为原则的目标。德国工伤保险积极思维的基本原则是康复优于补偿。这一理念的核心是:工人受伤后,要采取一切适当的手段,让职工得到最好的康复,能够最快的返回工作岗位并能享受生活,不只是在经济补偿上对员工尽最大的努力。职业康复、医疗康复和社会康复是德国工伤康复的三个重要部分。

(二)美国的工伤保险制度

仅次于医疗保险和社会养老保险的工伤保险,是美国最早确立的保险。美国各个州都有自己的工伤保险,因此,各个州工伤保险和联邦工伤保险组成了美国的工伤保险制度。

购买私人保险公司的工伤保险、州基金工伤保险和国家资金购买自我保险公司的工伤保险是美国工伤保险的三种形式,而由私人保险公司提供的保险在美国占据了很大部分。2001 年,工人工伤赔偿中,私营保险公司占工伤保险金补偿总额的 54.8%,自我保险公司占工人赔偿总额的 22.9%,是第二大工伤保险。美国工伤保险范围包括公司的大部分员工,但情况又是不同。在一些州,如家庭佣工、慈善或宗教组织的雇员、州和地方政府雇员在一些单位是被排除在外的。对于农业雇员各州规定不同,有些州的农业雇主没有被强制规定参加工伤保险。在其他国家,部分或全部农业雇主应强制参加工伤保险。

对于一些特殊群体开发了相应的联邦工伤保险制度。如:联邦雇员、港口工人以及煤矿工人患黑肺病、接触放射线工作者、能源工作者、退役军人、铁路员工、其他员工和商船队船员的疾病。

(三)英国的工伤保险制度

1975 年,英国颁布了当前的《工伤保险法》,由英国卫生和社会保障部开展工伤保险事务。当地卫生和社会保障部的办事机构负责具体管理工伤保险费用和工伤保险待遇支付。英国没有单独的工伤保险基金,但是工伤保险覆盖英国所有的员工,而且对于高风险的矿工有单独的附加补贴制度。自雇人士不参加工伤保险,由社会保险基金支付工伤保险待遇。工伤保险待遇包括七个方面:与工作相关的伤残补助金、长期护理福利、优抚补助、医疗补助、低收入补贴、退休补贴和遗属抚恤金。

(四)日本的工伤补偿保险制度

《劳动基准法》《劳动者灾害补偿保险法》《劳动安全卫生法》是日本构建工伤

保险体系的三部法律。《劳动者灾害补偿保险法》和《劳动安全卫生法》是将《劳动基准法》的规定作为独立的法律条文的分离和精制。与事故鉴定、管理等方面相关的《工伤保险法》是《劳动者灾害补偿保险法》;涉及对工伤预防和保护工人的具体规则是《劳动安全卫生法》。为了进一步完善法律保障体系,日本政府还颁布了《就业保险法》《劳动保险审查官及劳动保险审查会法》《独立行政法》《工人健康福利法》等一系列相关法律。

日本推行强制性的工伤保险制度,适用于各个行业。农业、林业和渔业企业雇用少于五名员工的企业可自愿参加劳动意外伤害保险,这些公司的雇员不在国家强制性保险范围之内。同时,公务员和船员不适用此类系统。为补充国家劳动意外伤害保险,日本还有私人保险机构的工伤保险,包括雇主责任保险和补充赔偿保险。日本工伤保险赔付的两种形式是业务灾害和通勤灾害。日本政府认为,上下班在劳动过程中所造成的损害,雇主负有较少的责任,所以上下班过程中产生的工伤费用需工人自己支付一部分,而劳动者灾害补偿保险对其他灾害进行全额补偿。

(五)新加坡的工伤补偿制度

无论是因为雇主还是因为雇员的责任引发的工伤事故,在新加坡都可以依照《工人赔偿法》得到补偿。索赔过程很简单,但补偿费有限;也可以委托律师根据《民法》进行民事诉讼索赔。只有在事故责任不在雇员本人,且诉讼成功时,才可以获得较高的赔偿金。如果受伤的原因是员工自己,雇员不仅得不到赔偿,还要支付律师费。两个通道各有利弊,雇员可任选其一。

在工伤范围的定义上,新加坡规定,雇员如果在上下班途中乘坐非企业指定车辆或公共交通工具发生事故的,不在工伤范围内。

关于工伤赔偿,新加坡的工伤赔偿由用人单位承担,政府不承担相应责任。医疗费用方面,新加坡规定,用人单位按天承担事故一年内的医疗费用,最高金额为25 000 新元。超出上述限制的医疗费用,如果员工希望得到补偿,只能选择民事诉讼。

新加坡的工伤事务由保险公司负责,政府不单独设立工伤部门。政府不参与医疗费用的审查,而是出具表格,让主治药房或医院进行药品审查。显然这种方法可以更好地节约行政成本。

二、典型国家(或地区)工伤保险制度建设的经验

在社保体系中,工伤保险可以说是历史最悠久和范围最大的项目。在欧洲国

家工业化早期，在工业革命和工业化进程中出现了大量的工伤事故。在当时的科学技术条件下，许多国家和企业采取各种措施和手段，防止工伤事故和职业病的发生，虽然工伤事故的数量得到控制，但难以完全消除。19 世纪后期，许多国家进入工业化时代，工业意外在很多国家显著增加，工人受到的伤害成倍增长，造成严重的安全问题。德国于 1884 年颁布了《劳工伤害保险法》标志着工伤保险发展的开始，这是为了解决因工伤带来的社会问题而产生的第一部法律。之后借鉴德国的经验，许多国家推出了工伤保险制度。今天，为了满足社会和劳动力的需求，大多数国家和地区都建立了自己的工伤保险制度。改革开放以来，随着中国经济社会的迅速发展，工伤事故也随之大幅增加，造成了严重的社会问题。目前国内的工伤保险制度还不够完善，因此，借鉴国外发达国家的经验就显得很有意义。综合看，西方发达国家工伤保险体系建设的经验中有以下几点值得我们借鉴。

（一）严格立法提供规范保障

德国于 1884 年颁布了《劳工伤害保险法》，这是专门涉及工业事故和职业病及其预防与补偿问题的第一个立法。此后英国、法国、美国和日本等工业化国家纷纷效仿。建立了自己的工伤保险法律法规。如今，世界各国都在工伤保险制度的设计中将立法放到重要位置。数据显示，全世界 200 多个国家或地区中有 170 多个建立了自己的社会保障体系。其中，建立了工伤保险制度的国家有 164 个，其他 30 多个国家也有相关的立法。因此，解决工伤事故问题，必须有相关的法律作为依据。

（二）扩大范围，力求宽泛覆盖

当前工伤保险发展的基本理念已经从强调“工人自己的责任”到强调“雇主过失赔偿”，再到强调“雇主责任”以及强调现代概念的社会工伤保险，在发展过程中，工人是工伤保险的主要受益者。

在大多数国家，工伤保险制度一般是针对工薪阶层的，在一些工业化水平较高的国家，工伤保险覆盖了所有员工。如德国参加工伤保险的人员除了员工外，还包括农民、教师、政府雇员等。在澳大利亚、印度、伊朗、日本和韩国等国家，强制参加工伤保险的是某些工业部门职工。然而，在一些国家的工人在非正规就业部门，如农业从业人员，家庭工人和企业（少于 10 名员工）的并不享受工伤保险制度，如美国的工伤保险，只覆盖电机农业操作工人，而不包括农业工人。像加拿大等国家的小型企业工人也不在保险范围之内。但总的来说，结合各行业的特点，各国在工伤保险制度设计方面都力求实现完全覆盖，不留社会保障空白。

本章小结

改革开放以来，随着中国经济与社会的快速发展，职业安全和健康问题日益严重，主要表现在生产安全事故频频发生，职业病成为一个日益严重的问题，并迅速发展。这些问题造成了严重的社会矛盾，给社会经济的发展造成了阻碍。目前，国内的职业安全卫生管理体系虽然日趋完善，但还存在着发展相对滞后、管理混乱、法律体系不够健全等问题。由于西方发达工业化国家，在职业安全卫生工作上积累了丰富经验，因此，国内的职业安全卫生管理体系在以后的发展中，可以借鉴发达国家或地区的经验。

本章第一节介绍了美国、德国、日本、欧盟和中国香港和台湾地区的职业安全卫生发展情况。从中可以总结出，由于经济社会的发展，职业安全卫生问题日益严重，引起了严重的社会问题。而职业安全卫生管理体系的建立正是为缓解社会矛盾。其过程是先立法，建立相关政府及社会机构，完善法规条文和根据时代发展改进工作方法，最后建立一套完善的符合本国国情的职业安全卫生管理体系。

本章第二节介绍了国外典型国家或地区的职业安全卫生管理的经验。如国外职业安全与卫生工作注重立法，但更加注重法律的实用性。重视与社会中介合作，调整政府的定位。政府与企业建立联系，培养企业的责任感和重视对从业人员的教育与培训等。

本章第三节介绍了职业安全卫生管理体系中的工伤保险制度。通过介绍典型国家或地区的工伤保险制度及其发展现状和经验教训，思考中国工伤保险制度的建设问题。进而发现，其“预防重于康复，康复重于赔偿”的理念是值得我们学习的。

思考题

1. 简述美国职业安全卫生发展概况及管理的经验教训。
2. 简述德国职业安全卫生发展概况及管理的经验教训。
3. 简述日本职业安全卫生发展概况及管理的经验教训。
4. 简述欧盟职业安全卫生发展概况及管理的经验教训。
5. 简述中国香港和台湾地区职业安全卫生发展概况及管理的经验教训。
6. 论述国外典型国家或地区工伤保险制度及其对中国的启示。

案例讨论

案例1　吸取事故教训　持续改进立法

20世纪90年代以前,英国境内经营的所有铁路车辆都是统一国有化经营,国家制定了统一的安全标准。然而,尽管有150多年的铁路安全管理经验和统一的监管标准,仍然无法避免重大事故的发生。伦敦地铁在1987年发生火灾事故,31人在事故中丧生。1988年12月12日,火车相撞事故发生在克拉珀姆中转站,死亡35人,事故促使英国制定《1994年铁路(安全外壳)规例》,铁路安全管理的机制得以实现。

1994年8月7日,澳大利亚昆士兰州莫拉二号煤矿发生爆炸,11名矿工遇难,该事故的发生对《1925年煤炭采矿法》提出了八项重大修改,包括:每个煤矿都建立了风险管理为基础的安全和健康管理系统,包括确定重大危险源管理系统,所有的地下工作者均应接受自燃和气体控制的知识培训;为提高事故发生时的应急能力,州政府要求每个煤矿企业每年最少举行1次模拟演练,并在其中选出一个企业进行示范演练。

2006年1月2日,美国萨戈煤矿因为瓦斯爆炸造成12人死亡。随后的事故调查报告提出了12项整改建议,包括建立地下避难室等。该报告直接导致美国《2006年煤矿改善与新应急响应法》的出台,进一步加强煤矿安全应急、研究、培训和处罚的规定。

资料来源:发达国家职业安全健康主要经验与做法[J].劳动保护,2013(1).

案例2　强化雇主责任　促进自我管理

1957年10月10日,英国坎布里亚(Cambria)西部的温世盖(Windscale)发生了世界第一次核电站事故,使1965年出台了《核装置法》,规定政府实施的所有核安装审批制度,必须在设备运行前提交"所有生产周期"的安全状况证明,并报告给政府。

1988年7月6日,英国位于北海大陆架的帕玻尔·阿尔法石油和天然气平台发生爆炸并引起火灾。此次事故造成167人死亡,并造成10亿美元的损失。这次事故对安全状况报告立法产生了根本影响。政府任命卡伦爵士调查组对事故进行了全面而详细的调查,调查报告显示:"目前的制度过多地依赖于国家法律,而很少依靠个人的责任和义务，所以要纠正这种不平衡的现象。"该报告还指出："我们认为工伤事故产生的原因是人们的麻木不仁，扩大监督力度，加大法律建设，工人的安全和健康就能得到很好的保证。"卡伦报告共提出 106 条建议，其中有三个是影响深远的，一是加强自我安全的管理；二是建立安全管理体系（SMS），三是提交安全形势报告。报告认为企业应该建立一个非常有效的安全管理系统，使更多的员工参与到安全管理中去，为政府对企业建立更有效的安全管理系统提供保障。英国规定，1993 年 5 月 31 日之后必须提交所有海上设施安全情况的报告和更新，每 3 ~ 5 年更新一次。1995 年英国出台了《海上装置（安全状况报告）规程》。

安全状况报告显示出企业风险管理和控制的主动权是雇主，整个安全管理系统是完全独立的由雇主规划、设计、实施和修改的，同时由雇主来证明其操作系统的安全性以及所有设备和生活周期的可靠性，以确保安全。除了海上作业，英国还推出了主要针对化学危险品的《1994 年工业主要事故危害控制规程》和铁路安全监管《1994 年铁路（安全状况报告）规程》。此外，欧盟和澳大利亚也针对高危行业制定了安全状况报告的立法。

资料来源：发达国家职业安全健康的主要经验与做法[J]. 劳动保护 2013(1).

参考文献

[1]曹胜华. 残疾人就业认知误区面面观[J]. 中国残疾人,2008(3).

[2]陈葆春. 职业相关疾病及其工伤保险[J]. 安徽预防医学杂志,2008(7).

[3]陈刚. 改革开放 30 年工伤保险发展历程[J]. 劳动保护,2008(10).

[4]陈玲敏. 浅析体育教学管理模式——PDCA 循环[J]. 新乡教育学院学报,2008(3).

[5]陈宁. SY 港区职业防护体系研究[D]. 天津:天津大学学位论文,2007.

[6]陈士明,明芳. 高等学校建立环境管理体系的探讨[J]. 重庆环境科学,2003(11).

[7]程颖. 工伤事故救济法律制度问题研究[D]. 重庆:西南大学学位论文,2008.

[8]戴蔚,尹志强. 安全生产综合行政执法与专项监管行政执法的关系[J]. 劳动保护,2005(7).

[9]杜爱萍. 未成年工特殊保护的理论与实践[J]. 云南师范大学学报(哲学社会科学版),2008(1).

[10]方东平,黄吉欣,麦鸿骥. 香港特区建筑安全管理的探讨与借鉴[J]. 中国安全科学学报,2003(6).

[11]方东平,张剑,黄吉欣. 建筑安全管理的目标和手段[J]. 清华大学学报(哲学社会科学版),2005(2).

[12]方刚. 城镇职业女性弱势地位与相关社会政策的思考[J]. 南开学报,2003.

[13]付德团. 德国工伤保险制度[N]. 中国劳动保障,2008-05-09.

[14]高建明,魏利军,吴宗之. 日本安全生产管理及其对我国的启示[J]. 中国安全科学学报,2007(3).

[15]葛蔓. 中国工伤保险制度改革 30 年[J]. 现代职业安全,2009(3).

[16]关中杰. 从"开胸验肺"事件引发的法律思考[D]. 兰州:兰州大学学位论

文,2011.

[17]管磊.完善我国妇女平等就业权法律保障之探讨[D].苏州:苏州大学学位论文,2007.

[18]韩俊华.吉林省残疾人社会保障:现状、问题与对策[D].长春:吉林大学学位论文,2009.

[19]胡叙良.钱利芹.PDCA 在公路工程建设管理中的应用[J].科技信息(科学教研),2007(8).

[20]胡逊.我国工伤保险法律制度探析[D].贵阳:贵州大学学位论文,2009.

[21]黄盛初,郭馨,彭成.欧洲职业安全与健康状况综述[J].中国煤炭,2005(3).

[22]姜悦婷.崔士全.申强.社会保险费的征缴核定[J].天津社会保险,2008(12).

[23]解学锋.跨越劳动合同终止日期的医疗期满后劳动合同不能自动终止[J].中国劳动,2006(1).

[24]黎建飞.工伤赔偿的国际经验与思考[N].中国发展观察,2009-05-05.

[25]李海明.工伤救济先行给付与代位求偿制度探微——兼评《社会保险法》.工伤保险基金先行支付制度的得与失[J].现代法学,2011(3).

[26]李龙清,高晓旭.浅析职业安全健康管理体系在煤矿企业的策划[J].煤矿安全,2004(8).

[27]李美红.图书馆残疾人用户信息服务探讨[J].图书馆工作与研究,2005(7).

[28]李世强.我国工伤事故处理程序研究[D].长沙:湘潭大学学位论文,2011.

[29]李瑶.张成普.张晓纲.临床路径中的“PDCA 循环”[J].现代医院管理,2011(10).

[30]李毅中.深刻领会安全发展的重要战略意义进一步加强安全生产[J].劳动保护,2005(12).

[31]连坎根.工伤康复的实践与探讨[J].就业与保障,2005(12).

[32]梁笑笑.我国残疾人社会保障问题研究[D].合肥:安徽财经大学学位论文,2013.

[33]廖君,刘敬忠. 杜理平. PDCA 循环理论在持续改进实习教学中的运用[J]. 创新,2008(10).

[34]林立. 英国职业安全卫生法对我国的启示[J]. 安全与健康,2011(7).

[35]林玲玲. 上海工伤康复研究[D]. 上海:华东政法大学学位论文,2013.

[36]林琪. 中外职业卫生管理对比分析[D]. 天津:天津医科大学学位论文,2014.

[37]刘丹丹. 残疾人劳动就业权的行政法保护[D]. 苏州:苏州大学学位论文,2011.

[38]刘冬. 王强. 残疾人特殊劳动法律保护问题探讨[J]. 企业导报,2011(6).

[39]刘海静. 安全健康的领跑者——3M 安保及防护事业部的中国印记[J]. 现代职业安全,2008(4).

[40]刘慧频,黄本莲. 工伤事故损害分担模式探析——基于历史与比较法的考察[J]. 湖北师范学院学报(哲学社会科学版),2013(12).

[41]刘吉欣. 德国工伤保险制度及启示[J]. 山东劳动保障,2006(10).

[42]刘加红. 杨化林. 王泽鹏. 基于 PDCA 理论的模具制造车间质量管理[J]. 机械,2014(7).

[43]刘明国. 经济发展绝不能以损害群众利益为代价[J]. 农村工作通讯,2006(3).

[44]刘先荣. 三峡工程安全生产管理[J]. 水利水电施工,2004(8).

[45]刘正芹,奚旦立. 从 2000 年特大伤亡事故论我国实施 OHSMS 的重要性[J]. 安全与环境工程,2003(2).

[46]刘志勇. 牢固树立"安全第一"的思想努力开创安全生产工作新局面[J]. 广西经贸,2003(8).

[47]罗云,宫运华. 发展中国安全产业提升公共安全保障能力[J]. 现代职业安全,2005(4).

[48]吕云. 安全生产管理信息化平台的设计[J]. 计算机光盘软件与应用,2014(5).

[49]马雪莲. 我国工伤康复制度的现状和发展路径初探[J]. 劳动保障世界(理论版),2011(12).

[50]梦燕华. 职业安全卫生法律基础与实践[M]. 北京:中国劳动社会保障出版社,2007.

[51]邱曼.日本职业安全卫生管理现状[J].现代职业安全,2008(6).

[52]屈学武,周振杰.未成年人犯罪刑罚适用区域性考察及其罚则改革研究(上)[J].北方法学,2007(5).

[53]闪淳昌.保障职工权益促进工伤预防[J].劳动保护,2003(6).

[54]尚洪剑.工伤保险基金先行支付制度研究[D].大连:东北财经大学学位论文,2013.

[55]沈士仓.社会保障基金的筹集方式和原则[J].南开学报,1997(7).

[56]沈先锋.基于PDCA循环原理的动态量化考核体系探讨[J].电子质量,2008(6).

[57]宋红霞.工程机械作业人员职业健康安全管理探索[J].工程机械文摘,2010(9).

[58]苏玮.新形势下女职工劳动保护现状及对策[J].发展,2011(8).

[59]孙宝银.浅谈安全工作的"十无"和"十有"[J].安全与健康,2011(3).

[60]田建荣.我国社会保障筹资方式的"费改税"问题研究[D].保定:河北大学学位论文,2009.

[61]万正齐.急性职业中毒的救治特点[J].中国城乡企业卫生,1990(10).

[62]王飞.中国社会保险费征缴管理体制的问题与建议[J].首都经济贸易大学学报,2009(3).

[63]王利肖.河北省残疾人福利供需状况及其影响因素研究[D].保定:河北大学学位论文,2011.

[64]王起全.企业安全生产信息管理系统构建研究[J].中国安全科学学报,2010(5).

[65]王庆棠.我国企业劳动关系与工伤认定的关系处理研究[J].中共南昌市委党校学报,2006(8).

[66]王卫国.安全生产法律体系亟待完善[J].劳动保护,2006(2).

[67]王晓艳.吉林煤炭工伤保险制度改进对策研究[D].长春:吉林大学学位论文,2012.

[68]魏东.完善我国工伤保险管理研究[D].长春:东北师范大学学位论文,2007.

[69]文秋.未成年工有哪些特殊劳动保护[J].湖南农业,2007(8).

[70]肖建利.袁国政.李英芳等.浅谈工会维护女职工的特殊劳动保护[J].消

费导刊,2009(16).

[71]徐达.确定非因工负伤待遇应遵循五个原则[J].中国劳动,2004(2).

[72]徐汉峰.设计会计账户管理社会保险基金预算[J].南京工业职业技术学院学报,2010(3).

[73]徐锐.中小企业安全生产管制研究[D].镇江:江苏大学学位论文,2009.

[74]许爱青.社会保险费征收管理的难点与对策[J].郑州经济管理干部学院学报,2005(9).

[75]颜学军.孕期合同期满合同不能终止[J].劳动保护,1996(12).

[76]杨东霞.关于对未成年工的特殊保护——南山铁矿有限公司一起未成年工劳动合同纠纷案分析[J].中国劳动关系学院学报,2007.

[77]杨立新.工伤事故的责任认定和法律适用(下)[J].法律适用,2003(11).

[78]杨一帆.在高危行业强制推行安全生产责任保险研究[D].北京:中国地质大学(北京)学位论文,2010.

[79]于维英,张玮.职业安全与卫生[M].北京:清华大学出版社,2008.

[80]于欣华.美国工伤保险制度[J].现代职业安全,2010(7).

[81]张斌.我国职业危害工作面临的机遇与挑战[J].安全,2011(8).

[82]张红凤,于维英.刘蕾.美国职业安全与健康规制变迁、绩效及借鉴[J].经济理论与经济管理,2008(2).

[83]张继波,陈宁.影响我国残疾人大众体育开展因素的分析[J].辽宁体育科技,2005(6).

[84]张建伟,胡隽.中国残疾人就业的成就、问题与促进措施[J].人口学刊,2008(3).

[85]张剑虹,楚风华.国外职业安全卫生法的发展及对当代中国的启示[J].河北法学,2007(2).

[86]张军.预防重于赔付——各国工伤预防概览[J].中国劳动保障,2006(7).

[87]张孟见.我国工伤康复制度的现实困境与发展路径选择[D].南宁:广西民族大学学位论文,2009.

[88]张鸣起.探索新时期工会劳动保护工作的思路和方法[J].劳动保护,2004(10).

[89]张庆年.安全质量标准化在企业生产管理实践中的应用[J].科技情报开发与经济,2007(12).

[90]张蓉.我国工伤保险制度管理和运行机制研究[D].青岛:青岛大学学位论文,2009.

[91]张苏洋,辛全玉,张士杰.论煤矿安全生产三因素[J].山东煤炭科技,2006(12).

[92]张旭.安全质量标准化建设在地质勘探企业中的应用[J].山西焦煤科技,2012(7).

[93]张玉敏.劳动者如何主张自己的职业卫生保护权利[J].环境与职业医学,2003(10).

[94]赵晓荣.完善我国社会保险法律制度的新思考[J].河南省政法管理干部学院学报,2010(5).

[95]赵玉辉.北京市石油天然气长输管道生产安全风险研究[D].北京:首都经济贸易大学学位论文,2014.

[96]郑婷.基金收支平衡视角下的我国工伤保险制度问题研究[D].西安:西北大学学位论文,2012.

[97]钟力.工伤保险在煤炭企业实施过程中存在的问题分析及对策研究[D].长春:吉林大学学位论文,2012.

[98]钟群鹏,范维唐,闪淳昌等.安全生产与可持续发展战略和全面建设小康社会的目标[J].机械工程学报,2004(1).

[99]钟巍.我国工伤预防管理的问题及对策研究[D].长沙:湖南大学学位论文,2008.

[100]周慧文.工伤保险风险分类及风险分类表研究[J].中国安全科学学报,2005(7).

[101]周林刚.社会排斥理论与残疾人问题研究[J].青年研究,2003(5).

[102]周庆行,张新瑾.我国残疾人社会福利存在的问题及其发展的路径选择[J].长沙民政职业技术学院学报,2008(9).

[103]周学荣.我国生产安全与卫生管制正式制度变迁研究[J].皖西学院学报,2005(8).

[104]朱明利.我国农民工工伤预防机制研究[D].昆明:云南大学学位论文,2013.

附录1

中华人民共和国职业病防治法

（2001年10月27日第九届全国人民代表大会常务委员会第二十四次会议通过）

第一章　总　则

第一条　为了预防、控制和消除职业病危害，防治职业病，保护劳动者健康及其相关权益，促进经济发展，根据宪法，制定本法。

第二条　本法适用于中华人民共和国领域内的职业病防治活动。

本法所称职业病，是指企业、事业单位和个体经济组织（以下统称用人单位）的劳动者在职业活动中，因接触粉尘、放射性物质和其他有毒、有害物质等因素而引起的疾病。职业病的分类和目录由国务院卫生行政部门会同国务院劳动保障行政部门规定、调整并公布。

第三条　职业病防治工作坚持预防为主、防治结合的方针，实行分类管理、综合治理。

第四条　劳动者依法享有职业卫生保护的权利。

用人单位应当为劳动者创造符合国家职业卫生标准和卫生要求的工作环境和条件，并采取措施保障劳动者获得职业卫生保护。

第五条　用人单位应当建立、健全职业病防治责任制，加强对职业病防治的管理，提高职业病防治水平，对本单位产生的职业病危害承担责任。

第六条　用人单位必须依法参加工伤社会保险。

国务院和县级以上地方人民政府劳动保障行政部门应当加强对工伤社会保险的监督管理，确保劳动者依法享受工伤社会保险待遇。

第七条　国家鼓励研制、开发、推广、应用有利于职业病防治和保护劳动者健康的新技术、新工艺、新材料，加强对职业病的机理和发生规律的基础研究，提高职业病防治科学技术水平；积极采用有效的职业病防治技术、工艺、材料；限制使用或者淘汰职业病危害严重的技术、工艺、材料。

第八条　国家实行职业卫生监督制度。

国务院卫生行政部门统一负责全国职业病防治的监督管理工作。国务院有关部门在各自的职责范围内负责职业病防治的有关监督管理工作。

县级以上地方人民政府卫生行政部门负责本行政区域内职业病防治的监督管理工作。县级以上地方人民政府有关部门在各自的职责范围内负责职业病防治的有关监督管理工作。

第九条　国务院和县级以上地方人民政府应当制定职业病防治规划，将其纳入国民经济和社会发展计划，并组织实施。

乡、民族乡、镇的人民政府应当认真执行本法，支持卫生行政部门依法履行职责。

第十条　县级以上人民政府卫生行政部门和其他有关部门应当加强对职业病防治的宣传教育，普及职业病防治的知识，增强用人单位的职业病防治观念，提高劳动者的自我健康保护意识。

第十一条　有关防治职业病的国家职业卫生标准，由国务院卫生行政部门制定并公布。

第十二条　任何单位和个人有权对违反本法的行为进行检举和控告。

对防治职业病成绩显著的单位和个人，给予奖励。

第二章　前期预防

第十三条　产生职业病危害的用人单位的设立除应当符合法律、行政法规规定的设立条件外，其工作场所还应当符合下列职业卫生要求：

（一）职业病危害因素的强度或者浓度符合国家职业卫生标准；

（二）有与职业病危害防护相适应的设施；

（三）生产布局合理，符合有害与无害作业分开的原则；

（四）有配套的更衣间、洗浴间、孕妇休息间等卫生设施；

（五）设备、工具、用具等设施符合保护劳动者生理、心理健康的要求；

（六）法律、行政法规和国务院卫生行政部门关于保护劳动者健康的其他要求。

第十四条　在卫生行政部门中建立职业病危害项目的申报制度。

用人单位设有依法公布的职业病目录所列职业病的危害项目的，应当及时、如实向卫生行政部门申报，接受监督。

职业病危害项目申报的具体办法由国务院卫生行政部门制定。

第十五条　新建、扩建、改建建设项目和技术改造、技术引进项目（以下统称建设项目）可能产生职业病危害的，建设单位在可行性论证阶段应当向卫生行政部门提交职业病危害预评价报告。卫生行政部门应当自收到职业病危害预评价报告之日起三十日内,作出审核决定并书面通知建设单位。未提交预评价报告或者预评价报告未经卫生行政部门审核同意的,有关部门不得批准该建设项目。

职业病危害预评价报告应当对建设项目可能产生的职业病危害因素及其对工作场所和劳动者健康的影响作出评价,确定危害类别和职业病防护措施。

建设项目职业病危害分类目录和分类管理办法由国务院卫生行政部门制定。

第十六条　建设项目的职业病防护设施所需费用应当纳入建设项目工程预算,并与主体工程同时设计,同时施工,同时投入生产和使用。

职业病危害严重的建设项目的防护设施设计,应当经卫生行政部门进行卫生审查,符合国家职业卫生标准和卫生要求的,方可施工。

建设项目在竣工验收前,建设单位应当进行职业病危害控制效果评价。建设项目竣工验收时,其职业病防护设施经卫生行政部门验收合格后,方可投入正式生产和使用。

第十七条　职业病危害预评价、职业病危害控制效果评价由依法设立的取得省级以上人民政府卫生行政部门资质认证的职业卫生技术服务机构进行。职业卫生技术服务机构所作评价应当客观、真实。

第十八条　国家对从事放射、高毒等作业实行特殊管理。具体管理办法由国务院制定。

第三章　劳动过程中的防护与管理

第十九条　用人单位应当采取下列职业病防治管理措施:

(一)设置或者指定职业卫生管理机构或者组织,配备专职或者兼职的职业卫生专业人员,负责本单位的职业病防治工作;

(二)制定职业病防治计划和实施方案;

(三)建立、健全职业卫生管理制度和操作规程;

(四)建立、健全职业卫生档案和劳动者健康监护档案;

(五)建立、健全工作场所职业病危害因素监测及评价制度;

(六)建立、健全职业病危害事故应急救援预案。

第二十条　用人单位必须采用有效的职业病防护设施,并为劳动者提供个人使用的职业病防护用品。用人单位为劳动者个人提供的职业病防护用品必须符合防治职业病的要求;不符合要求的,不得使用。

第二十一条　用人单位应当优先采用有利于防治职业病和保护劳动者健康的

新技术、新工艺、新材料,逐步替代职业病危害严重的技术、工艺、材料。

第二十二条 产生职业病危害的用人单位,应当在醒目位置设置公告栏,公布有关职业病防治的规章制度、操作规程、职业病危害事故应急救援措施和工作场所职业病危害因素检测结果。

对产生严重职业病危害的作业岗位,应当在其醒目位置,设置警示标识和中文警示说明。警示说明应当载明产生职业病危害的种类、后果、预防以及应急救治措施等内容。

第二十三条 对可能发生急性职业损伤的有毒、有害工作场所,用人单位应当设置报警装置,配置现场急救用品、冲洗设备、应急撤离通道和必要的泄险区。

对放射工作场所和放射性同位素的运输、贮存,用人单位必须配置防护设备和报警装置,保证接触放射线的工作人员佩戴个人剂量计。

对职业病防护设备、应急救援设施和个人使用的职业病防护用品,用人单位应当进行经常性的维护、检修,定期检测其性能和效果,确保其处于正常状态,不得擅自拆除或者停止使用。

第二十四条 用人单位应当实施由专人负责的职业病危害因素日常监测,并确保监测系统处于正常运行状态。

用人单位应当按照国务院卫生行政部门的规定,定期对工作场所进行职业病危害因素检测、评价。检测、评价结果存入用人单位职业卫生档案,定期向所在地卫生行政部门报告并向劳动者公布。

职业病危害因素检测、评价由依法设立的取得省级以上人民政府卫生行政部门资质认证的职业卫生技术服务机构进行。职业卫生技术服务机构所作检测、评价应当客观、真实。

发现工作场所职业病危害因素不符合国家职业卫生标准和卫生要求时,用人单位应当立即采取相应治理措施,仍然达不到国家职业卫生标准和卫生要求的,必须停止存在职业病危害因素的作业;职业病危害因素经治理后,符合国家职业卫生标准和卫生要求的,方可重新作业。

第二十五条 向用人单位提供可能产生职业病危害的设备的,应当提供中文说明书,并在设备的醒目位置设置警示标识和中文警示说明。警示说明应当载明设备性能、可能产生的职业病危害、安全操作和维护注意事项、职业病防护以及应急救治措施等内容。

第二十六条 向用人单位提供可能产生职业病危害的化学品、放射性同位素和含有放射性物质的材料的，应当提供中文说明书。说明书应当载明产品特性、主要成分、存在的有害因素、可能产生的危害后果、安全使用注意事项、职业病防护以及应急救治措施等内容。产品包装应当有醒目的警示标识和中文警示说明。贮存上述材料的场所应当在规定的部位设置危险物品标识或者放射性警示标识。

国内首次使用或者首次进口与职业病危害有关的化学材料，使用单位或者进口单位按照国家规定经国务院有关部门批准后，应当向国务院卫生行政部门报送该化学材料的毒性鉴定以及经有关部门登记注册或者批准进口的文件等资料。进口放射性同位素、射线装置和含有放射性物质的物品的，按照国家有关规定办理。

第二十七条　任何单位和个人不得生产、经营、进口和使用国家明令禁止使用的可能产生职业病危害的设备或者材料。

第二十八条　任何单位和个人不得将产生职业病危害的作业转移给不具备职业病防护条件的单位和个人。不具备职业病防护条件的单位和个人不得接受产生职业病危害的作业。

第二十九条　用人单位对采用的技术、工艺、材料，应当知悉其产生的职业病危害，对有职业病危害的技术、工艺、材料隐瞒其危害而采用的，对所造成的职业病危害后果承担责任。

第三十条　用人单位与劳动者订立劳动合同（含聘用合同，下同）时，应当将工作过程中可能产生的职业病危害及其后果、职业病防护措施和待遇等如实告知劳动者，并在劳动合同中写明，不得隐瞒或者欺骗。

劳动者在已订立劳动合同期间因工作岗位或者工作内容变更，从事与所订立劳动合同中未告知的存在职业病危害的作业时，用人单位应当依照前款规定，向劳动者履行如实告知的义务，并协商变更原劳动合同相关条款。

用人单位违反前两款规定的，劳动者有权拒绝从事存在职业病危害的作业，用人单位不得因此解除或者终止与劳动者所订立的劳动合同。

第三十一条　用人单位的负责人应当接受职业卫生培训，遵守职业病防治法律、法规，依法组织本单位的职业病防治工作。

用人单位应当对劳动者进行上岗前的职业卫生培训和在岗期间的定期职业卫生培训，普及职业卫生知识，督促劳动者遵守职业病防治法律、法规、规章和操作规程，指导劳动者正确使用职业病防护设备和个人使用的职业病防护用品。

劳动者应当学习和掌握相关的职业卫生知识，遵守职业病防治法律、法规、规章和操作规程，正确使用、维护职业病防护设备和个人使用的职业病防护用品，发现职业病危害事故隐患应当及时报告。

劳动者不履行前款规定义务的,用人单位应当对其进行教育。

第三十二条　对从事接触职业病危害的作业的劳动者,用人单位应当按照国务院卫生行政部门的规定组织上岗前、在岗期间和离岗时的职业健康检查,并将检查结果如实告知劳动者。职业健康检查费用由用人单位承担。

用人单位不得安排未经上岗前职业健康检查的劳动者从事接触职业病危害的作业;不得安排有职业禁忌的劳动者从事其所禁忌的作业;对在职业健康检查中发现有与所从事的职业相关的健康损害的劳动者,应当调离原工作岗位,并妥善安置;对未进行离岗前职业健康检查的劳动者不得解除或者终止与其订立的劳动合同。职业健康检查应当由省级以上人民政府卫生行政部门批准的医疗卫生机构承担。

第三十三条　用人单位应当为劳动者建立职业健康监护档案,并按照规定的期限妥善保存。

职业健康监护档案应当包括劳动者的职业史、职业病危害接触史、职业健康检查结果和职业病诊疗等有关个人健康资料。

劳动者离开用人单位时,有权索取本人职业健康监护档案复印件,用人单位应当如实、无偿提供,并在所提供的复印件上签章。

第三十四条　发生或者可能发生急性职业病危害事故时,用人单位应当立即采取应急救援和控制措施,并及时报告所在地卫生行政部门和有关部门。卫生行政部门接到报告后,应当及时会同有关部门组织调查处理;必要时,可以采取临时控制措施。

对遭受或者可能遭受急性职业病危害的劳动者,用人单位应当及时组织救治、进行健康检查和医学观察,所需费用由用人单位承担。

第三十五条　用人单位不得安排未成年工从事接触职业病危害的作业;不得安排孕期、哺乳期的女职工从事对本人和胎儿、婴儿有危害的作业。

第三十六条　劳动者享有下列职业卫生保护权利:

(一)获得职业卫生教育、培训;

(二)获得职业健康检查、职业病诊疗、康复等职业病防治服务;

(三)了解工作场所产生或者可能产生的职业病危害因素、危害后果和应当采取的职业病防护措施;

(四)要求用人单位提供符合防治职业病要求的职业病防护设施和个人使用

的职业病防护用品，改善工作条件；

（五）对违反职业病防治法律、法规以及危及生命健康的行为提出批评、检举和控告；

（六）拒绝违章指挥和强令进行没有职业病防护措施的作业；

（七）参与用人单位职业卫生工作的民主管理，对职业病防治工作提出意见和建议。用人单位应当保障劳动者行使前款所列权利。因劳动者依法行使正当权利而降低其工资、福利等待遇或者解除、终止与其订立的劳动合同的，其行为无效。

第三十七条　工会组织应当督促并协助用人单位开展职业卫生宣传教育和培训，对用人单位的职业病防治工作提出意见和建议，与用人单位就劳动者反映的有关职业病防治的问题进行协调并督促解决。

工会组织对用人单位违反职业病防治法律、法规，侵犯劳动者合法权益的行为，有权要求纠正；产生严重职业病危害时，有权要求采取防护措施，或者向政府有关部门建议采取强制性措施；发生职业病危害事故时，有权参与事故调查处理；发现危及劳动者生命健康的情形时，有权向用人单位建议组织劳动者撤离危险现场，用人单位应当立即作出处理。

第三十八条　用人单位按照职业病防治要求，用于预防和治理职业病危害、工作场所卫生检测、健康监护和职业卫生培训等费用，按照国家有关规定，在生产成本中据实列支。

第四章　职业病诊断与职业病病人保障

第三十九条　职业病诊断应当由省级以上人民政府卫生行政部门批准的医疗卫生机构承担。

第四十条　劳动者可以在用人单位所在地或者本人居住地依法承担职业病诊断的医疗卫生机构进行职业病诊断。

第四十一条　职业病诊断标准和职业病诊断、鉴定办法由国务院卫生行政部门制定。职业病伤残等级的鉴定办法由国务院劳动保障行政部门会同国务院卫生行政部门制定。

第四十二条　职业病诊断，应当综合分析下列因素：

（一）病人的职业史；

（二）职业病危害接触史和现场危害调查与评价；

（三）临床表现以及辅助检查结果等。

没有证据否定职业病危害因素与病人临床表现之间的必然联系的，在排除其他致病因素后，应当诊断为职业病。

承担职业病诊断的医疗卫生机构在进行职业病诊断时，应当组织三名以上取得职业病诊断资格的执业医师集体诊断。

职业病诊断证明书应当由参与诊断的医师共同签署，并经承担职业病诊断的医疗卫生机构审核盖章。

第四十三条　用人单位和医疗卫生机构发现职业病病人或者疑似职业病病人时，应当及时向所在地卫生行政部门报告。确诊为职业病的，用人单位还应当向所在地劳动保障行政部门报告。卫生行政部门和劳动保障行政部门接到报告后，应当依法作出处理。

第四十四条　县级以上地方人民政府卫生行政部门负责本行政区域内的职业病统计报告的管理工作，并按照规定上报。

第四十五条　当事人对职业病诊断有异议的，可以向作出诊断的医疗卫生机构所在地地方人民政府卫生行政部门申请鉴定。

职业病诊断争议由设区的市级以上地方人民政府卫生行政部门根据当事人的申请，组织职业病诊断鉴定委员会进行鉴定。

当事人对设区的市级职业病诊断鉴定委员会的鉴定结论不服的，可以向省、自治区、直辖市人民政府卫生行政部门申请再鉴定。

第四十六条　职业病诊断鉴定委员会由相关专业的专家组成。

省、自治区、直辖市人民政府卫生行政部门应当设立相关的专家库，需要对职业病争议作出诊断鉴定时，由当事人或者当事人委托有关卫生行政部门从专家库中以随机抽取的方式确定参加诊断鉴定委员会的专家。

职业病诊断鉴定委员会应当按照国务院卫生行政部门颁布的职业病诊断标准和职业病诊断、鉴定办法进行职业病诊断鉴定，向当事人出具职业病诊断鉴定书。职业病诊断鉴定费用由用人单位承担。

第四十七条　职业病诊断鉴定委员会组成人员应当遵守职业道德，客观、公正地进行诊断鉴定，并承担相应的责任。职业病诊断鉴定委员会组成人员不得私下接触当事人，不得收受当事人的财物或者其他好处，与当事人有利害关系的，应当回避。

人民法院受理有关案件需要进行职业病鉴定时，应当从省、自治区、直辖市人民政府卫生行政部门依法设立的相关的专家库中选取参加鉴定的专家。

第四十八条 职业病诊断、鉴定需要用人单位提供有关职业卫生和健康监护等资料时,用人单位应当如实提供,劳动者和有关机构也应当提供与职业病诊断、鉴定有关的资料。

第四十九条 医疗卫生机构发现疑似职业病病人时,应当告知劳动者本人并及时通知用人单位。

用人单位应当及时安排对疑似职业病病人进行诊断;在疑似职业病病人诊断或者医学观察期间,不得解除或者终止与其订立的劳动合同。

疑似职业病病人在诊断、医学观察期间的费用,由用人单位承担。

第五十条 职业病病人依法享受国家规定的职业病待遇。

用人单位应当按照国家有关规定,安排职业病病人进行治疗、康复和定期检查。

用人单位对不适宜继续从事原工作的职业病病人,应当调离原岗位,并妥善安置。

用人单位对从事接触职业病危害的作业的劳动者,应当给予适当岗位津贴。

第五十一条 职业病病人的诊疗、康复费用,伤残以及丧失劳动能力的职业病病人的社会保障,按照国家有关工伤社会保险的规定执行。

第五十二条 职业病病人除依法享有工伤社会保险外,依照有关民事法律,尚有获得赔偿的权利的,有权向用人单位提出赔偿要求。

第五十三条 劳动者被诊断患有职业病,但用人单位没有依法参加工伤社会保险的,其医疗和生活保障由最后的用人单位承担;最后的用人单位有证据证明该职业病是先前用人单位的职业病危害造成的,由先前的用人单位承担。

第五十四条 职业病病人变动工作单位,其依法享有的待遇不变。

用人单位发生分立、合并、解散、破产等情形的,应当对从事接触职业病危害的作业的劳动者进行健康检查,并按照国家有关规定妥善安置职业病病人。

第五章 监督检查

第五十五条 县级以上人民政府卫生行政部门依照职业病防治法律、法规、国家职业卫生标准和卫生要求,依据职责划分,对职业病防治工作及职业病危害检测、评价活动进行监督检查。

第五十六条 卫生行政部门履行监督检查职责时,有权采取下列措施:

(一)进入被检查单位和职业病危害现场,了解情况,调查取证;

（二）查阅或者复制与违反职业病防治法律、法规的行为有关的资料和采集样品；

（三）责令违反职业病防治法律、法规的单位和个人停止违法行为。

第五十七条　发生职业病危害事故或者有证据证明危害状态可能导致职业病危害事故发生时，卫生行政部门可以采取下列临时控制措施：

（一）责令暂停导致职业病危害事故的作业；

（二）封存造成职业病危害事故或者可能导致职业病危害事故发生的材料和设备；

（三）组织控制职业病危害事故现场。

在职业病危害事故或者危害状态得到有效控制后，卫生行政部门应当及时解除控制措施。

第五十八条　职业卫生监督执法人员依法执行职务时，应当出示监督执法证件。职业卫生监督执法人员应当忠于职守，秉公执法，严格遵守执法规范；涉及用人单位的秘密的，应当为其保密。

第五十九条　职业卫生监督执法人员依法执行职务时，被检查单位应当接受检查并予以支持配合，不得拒绝和阻碍。

第六十条　卫生行政部门及其职业卫生监督执法人员履行职责时，不得有下列行为：

（一）对不符合法定条件的，发给建设项目有关证明文件、资质证明文件或者予以批准；

（二）对已经取得有关证明文件的，不履行监督检查职责；

（三）发现用人单位存在职业病危害的，可能造成职业病危害事故，不及时依法采取控制措施；

（四）其他违反本法的行为。

第六十一条　职业卫生监督执法人员应当依法经过资格认定。

卫生行政部门应当加强队伍建设，提高职业卫生监督执法人员的政治、业务素质，依照本法和其他有关法律、法规的规定，建立、健全内部监督制度，对其工作人员执行法律、法规和遵守纪律的情况，进行监督检查。

第六章　法律责任

第六十二条　建设单位违反本法规定，有下列行为之一的，由卫生行政部门给予警告，责令限期改正；逾期不改正的，处十万元以上五十万元以下的罚款；情节严重的，责令停止产生职业病危害的作业，或者提请有关人民政府按照国务院规定的权限责令停建、关闭：

（一）未按照规定进行职业病危害预评价或者未提交职业病危害预评价报告，或者职业病危害预评价报告未经卫生行政部门审核同意，擅自开工的；

（二）建设项目的职业病防护设施未按照规定与主体工程同时投入生产和使用的；

（三）职业病危害严重的建设项目，其职业病防护设施设计不符合国家职业卫生标准和卫生要求施工的；

（四）未按照规定对职业病防护设施进行职业病危害控制效果评价、未经卫生行政部门验收或者验收不合格，擅自投入使用的。

第六十三条　违反本法规定，有下列行为之一的，由卫生行政部门给予警告，责令限期改正；逾期不改正的，处二万元以下的罚款：

（一）工作场所职业病危害因素检测、评价结果没有存档、上报、公布的；

（二）未采取本法第十九条规定的职业病防治管理措施的；

（三）未按照规定公布有关职业病防治的规章制度、操作规程、职业病危害事故应急救援措施的；

（四）未按照规定组织劳动者进行职业卫生培训，或者未对劳动者个人职业病防护采取指导、督促措施的；

（五）国内首次使用或者首次进口与职业病危害有关的化学材料，未按照规定报送毒性鉴定资料以及经有关部门登记注册或者批准进口的文件的。

第六十四条　用人单位违反本法规定，有下列行为之一的，由卫生行政部门责令限期改正，给予警告，可以并处二万元以上五万元以下的罚款：

（一）未按照规定及时、如实向卫生行政部门申报产生职业病危害的项目的；

（二）未实施由专人负责的职业病危害因素日常监测，或者监测系统不能正常监测的；

（三）订立或者变更劳动合同时，未告知劳动者职业病危害真实情况的；

（四）未按照规定组织职业健康检查、建立职业健康监护档案或者未将检查结果如实告知劳动者的。

第六十五条　用人单位违反本法规定，有下列行为之一的，由卫生行政部门给予警告，责令限期改正，逾期不改正的，处五万元以上二十万元以下的罚款；情节严重的，责令停止产生职业病危害的作业，或者提请有关人民政府按照国务院规定的权限责令关闭：

（一）工作场所职业病危害因素的强度或者浓度超过国家职业卫生标准的；

（二）未提供职业病防护设施和个人使用的职业病防护用品，或者提供的职业病防护设施和个人使用的职业病防护用品不符合国家职业卫生标准和卫生要求的；

（三）对职业病防护设备、应急救援设施和个人使用的职业病防护用品未按照规定进行维护、检修、检测，或者不能保持正常运行、使用状态的；

（四）未按照规定对工作场所职业病危害因素进行检测、评价的；

（五）工作场所职业病危害因素经治理仍然达不到国家职业卫生标准和卫生要求时，未停止存在职业病危害因素的作业的；

（六）未按照规定安排职业病病人、疑似职业病病人进行诊治的；

（七）发生或者可能发生急性职业病危害事故时，未立即采取应急救援和控制措施或者未按照规定及时报告的；

（八）未按照规定在产生严重职业病危害的作业岗位醒目位置设置警示标识和中文警示说明的；

（九）拒绝卫生行政部门监督检查的。

第六十六条　向用人单位提供可能产生职业病危害的设备、材料，未按照规定提供中文说明书或者设置警示标识和中文警示说明的，由卫生行政部门责令限期改正，给予警告，并处五万元以上二十万元以下的罚款。

第六十七条　用人单位和医疗卫生机构未按照规定报告职业病、疑似职业病的，由卫生行政部门责令限期改正，给予警告，可以并处一万元以下的罚款；弄虚作假的，并处二万元以上五万元以下的罚款；对直接负责的主管人员和其他直接责任人员，可以依法给予降级或者撤职的处分。

第六十八条　违反本法规定，有下列情形之一的，由卫生行政部门责令限期治理，并处五万元以上三十万元以下的罚款；情节严重的，责令停止产生职业病危害的作业，或者提请有关人民政府按照国务院规定的权限责令关闭：

（一）隐瞒技术、工艺、材料所产生的职业病危害而采用的；

（二）隐瞒本单位职业卫生真实情况的；

（三）可能发生急性职业损伤的有毒、有害工作场所、放射工作场所或者放射性同位素的运输、贮存不符合本法第二十三条规定的；

（四）使用国家明令禁止使用的可能产生职业病危害的设备或者材料的；

（五）将产生职业病危害的作业转移给没有职业病防护条件的单位和个人，或者没有职业病防护条件的单位和个人接受产生职业病危害的作业的；

（六）擅自拆除、停止使用职业病防护设备或者应急救援设施的；

（七）安排未经职业健康检查的劳动者、有职业禁忌的劳动者、未成年工或者孕期、哺乳期女职工从事接触职业病危害的作业或者禁忌作业的；

（八）违章指挥和强令劳动者进行没有职业病防护措施的作业的。

第六十九条　生产、经营或者进口国家明令禁止使用的可能产生职业病危害的设备或者材料的，依照有关法律、行政法规的规定给予处罚。

第七十条　用人单位违反本法规定，已经对劳动者生命健康造成严重损害的，由卫生行政部门责令停止产生职业病危害的作业，或者提请有关人民政府按照国务院规定的权限责令关闭，并处十万元以上三十万元以下的罚款。

第七十一条　用人单位违反本法规定，造成重大职业病危害事故或者其他严重后果，构成犯罪的，对直接负责的主管人员和其他直接责任人员，依法追究刑事责任。

第七十二条　未取得职业卫生技术服务资质认证擅自从事职业卫生技术服务的，或者医疗卫生机构未经批准擅自从事职业健康检查、职业病诊断的，由卫生行政部门责令立即停止违法行为，没收违法所得；违法所得五千元以上的，并处违法所得二倍以上十倍以下的罚款；没有违法所得或者违法所得不足五千元的，并处五千元以上五万元以下的罚款；情节严重的，对直接负责的主管人员和其他直接责任人员，依法给予降级、撤职或者开除的处分。

第七十三条　从事职业卫生技术服务的机构和承担职业健康检查、职业病诊断的医疗卫生机构违反本法规定，有下列行为之一的，由卫生行政部门责令立即停止违法行为，给予警告，没收违法所得；违法所得五千元以上的，并处违法所得二倍以上五倍以下的罚款；没有违法所得或者违法所得不足五千元的，并处五千元以上二万元以下的罚款；情节严重的，由原认证或者批准机关取消其相应的资格；对直接负责的主管人员和其他直接责任人员，依法给予降级、撤职或者开除的处分；构成犯罪的，依法追究刑事责任：

（一）超出资质认证或者批准范围从事职业卫生技术服务或者职业健康检查、职业病诊断的；

（二）不按照本法规定履行法定职责的；

（三）出具虚假证明文件的。

第七十四条　职业病诊断鉴定委员会组成人员收受职业病诊断争议当事人的财物或者其他好处的，给予警告，没收收受的财物，可以并处三千元以上五万元以下的罚款，取消其担任职业病诊断鉴定委员会组成人员的资格，并从省、自治区、直辖市人民政府卫生行政部门设立的专家库中予以除名。

第七十五条　卫生行政部门不按照规定报告职业病和职业病危害事故的，由上一级卫生行政部门责令改正，通报批评，给予警告；虚报、瞒报的，对单位负责人、直接负责的主管人员和其他直接责任人员依法给予降级、撤职或者开除的行政处分。

第七十六条　卫生行政部门及其职业卫生监督执法人员有本法第六十条所列行为之一，导致职业病危害事故发生，构成犯罪的，依法追究刑事责任；尚不构成犯罪的，对单位负责人、直接负责的主管人员和其他直接责任人员依法给予降级、撤职或者开除的行政处分。

第七章　附　则

第七十七条　本法下列用语的含义：

职业病危害，是指对从事职业活动的劳动者可能导致职业病的各种危害。职业病危害因素包括：职业活动中存在的各种有害的化学、物理、生物因素以及在作业过程中产生的其他职业有害因素。

职业禁忌，是指劳动者从事特定职业或者接触特定职业病危害因素时，比一般职业人群更易于遭受职业病危害和罹患职业病或者可能导致原有自身疾病病情加重，或者在从事作业过程中诱发可能导致对他人生命健康构成危险的疾病的个人特殊生理或者病理状态。

第七十八条　本法第二条规定的用人单位以外的单位，产生职业病危害的，其职业病防治活动可以参照本法执行。

中国人民解放军参照执行本法的办法，由国务院、中央军事委员会制定。

第七十九条　本法自 2002 年 5 月 1 日起施行。

附录 2

工伤保险条例

（国务院令第 586 号）

（2003 年 4 月 27 日中华人民共和国国务院令第 375 号公布 根据 2010 年 12 月 20 日《国务院关于修改〈工伤保险条例〉的决定》修订，2011 年 1 月 1 日起施行。）

第一章 总 则

第一条 为了保障因工作遭受事故伤害或者患职业病的职工获得医疗救治和经济补偿，促进工伤预防和职业康复，分散用人单位的工伤风险，制定本条例。

第二条 中华人民共和国境内的企业、事业单位、社会团体、民办非企业单位、基金会、律师事务所、会计师事务所等组织和有雇工的个体工商户（以下称用人单位）应当依照本条例规定参加工伤保险，为本单位全部职工或者雇工（以下称职工）缴纳工伤保险费。

中华人民共和国境内的企业、事业单位、社会团体、民办非企业单位、基金会、律师事务所、会计师事务所等组织的职工和个体工商户的雇工，均有依照本条例的规定享受工伤保险待遇的权利。

第三条 工伤保险费的征缴按照《社会保险费征缴暂行条例》关于基本养老保险费、基本医疗保险费、失业保险费的征缴规定执行。

第四条 用人单位应当将参加工伤保险的有关情况在本单位内公示。

用人单位和职工应当遵守有关安全生产和职业病防治的法律法规，执行安全卫生规程和标准，预防工伤事故发生，避免和减少职业病危害。

职工发生工伤时，用人单位应当采取措施使工伤职工得到及时救治。

第五条 国务院社会保险行政部门负责全国的工伤保险工作。

县级以上地方各级人民政府社会保险行政部门负责本行政区域内的工伤保险工作。

社会保险行政部门按照国务院有关规定设立的社会保险经办机构（以下称经办机构）具体承办工伤保险事务。

第六条社会保险行政部门等部门制定工伤保险的政策、标准，应当征求工会组织、用人单位代表的意见。

第二章　工伤保险基金

第七条　工伤保险基金由用人单位缴纳的工伤保险费、工伤保险基金的利息和依法纳入工伤保险基金的其他资金构成。

第八条　工伤保险费根据以支定收、收支平衡的原则,确定费率。

国家根据不同行业的工伤风险程度确定行业的差别费率,并根据工伤保险费使用、工伤发生率等情况在每个行业内确定若干费率档次。行业差别费率及行业内费率档次由国务院社会保险行政部门制定,报国务院批准后公布施行。

统筹地区经办机构根据用人单位工伤保险费使用、工伤发生率等情况,适用所属行业内相应的费率档次确定单位缴费费率。

第九条　国务院社会保险行政部门应当定期了解全国各统筹地区工伤保险基金收支情况,及时提出调整行业差别费率及行业内费率档次的方案,报国务院批准后公布施行。

第十条　用人单位应当按时缴纳工伤保险费。职工个人不缴纳工伤保险费。

用人单位缴纳工伤保险费的数额为本单位职工工资总额乘以单位缴费费率之积。

对难以按照工资总额缴纳工伤保险费的行业,其缴纳工伤保险费的具体方式,由国务院社会保险行政部门规定。

第十一条　工伤保险基金逐步实行省级统筹。

跨地区、生产流动性较大的行业,可以采取相对集中的方式异地参加统筹地区的工伤保险。具体办法由国务院社会保险行政部门会同有关行业的主管部门制定。

第十二条　工伤保险基金存入社会保障基金财政专户,用于本条例规定的工伤保险待遇,劳动能力鉴定,工伤预防的宣传、培训等费用,以及法律、法规规定的用于工伤保险的其他费用的支付。

工伤预防费用的提取比例、使用和管理的具体办法,由国务院社会保险行政部门会同国务院财政、卫生行政、安全生产监督管理等部门规定。

任何单位或者个人不得将工伤保险基金用于投资运营、兴建或者改建办公场所、发放奖金,或者挪作其他用途。

第十三条　工伤保险基金应当留有一定比例的储备金,用于统筹地区重大事故的工伤保险待遇支付;储备金不足支付的,由统筹地区的人民政府垫付。储备金占基金总额的具体比例和储备金的使用办法,由省、自治区、直辖市人民政府规定。

第三章 工伤认定

第十四条 职工有下列情形之一的,应当认定为工伤:

(一)在工作时间和工作场所内,因工作原因受到事故伤害的;

(二)工作时间前后在工作场所内,从事与工作有关的预备性或者收尾性工作受到事故伤害的;

(三)在工作时间和工作场所内,因履行工作职责受到暴力等意外伤害的;

(四)患职业病的;

(五)因工外出期间,由于工作原因受到伤害或者发生事故下落不明的;

(六)在上下班途中,受到非本人主要责任的交通事故或者城市轨道交通、客运轮渡、火车事故伤害的;

(七)法律、行政法规规定应当认定为工伤的其他情形。

第十五条 职工有下列情形之一的,视同工伤:

(一)在工作时间和工作岗位,突发疾病死亡或者在48小时之内经抢救无效死亡的;

(二)在抢险救灾等维护国家利益、公共利益活动中受到伤害的;

(三)职工原在军队服役,因战、因公负伤致残,已取得革命伤残军人证,到用人单位后旧伤复发的。

职工有前款第(一)项、第(二)项情形的,按照本条例的有关规定享受工伤保险待遇;职工有前款第(三)项情形的,按照本条例的有关规定享受除一次性伤残补助金以外的工伤保险待遇。

第十六条 职工符合本条例第十四条、第十五条的规定,但是有下列情形之一的,不得认定为工伤或者视同工伤:

(一)故意犯罪的;

(二)醉酒或者吸毒的;

(三)自残或者自杀的。

第十七条 职工发生事故伤害或者按照职业病防治法规定被诊断、鉴定为职业病,所在单位应当自事故伤害发生之日或者被诊断、鉴定为职业病之日起30日内,向统筹地区社会保险行政部门提出工伤认定申请。遇有特殊情况,经报社会保险行政部门同意,申请时限可以适当延长。

用人单位未按前款规定提出工伤认定申请的,工伤职工或者其近亲属、工会组织在事故伤害发生之日或者被诊断、鉴定为职业病之日起1年内,可以直接向用人单位所在地统筹地区社会保险行政部门提出工伤认定申请。

按照本条第一款规定应当由省级社会保险行政部门进行工伤认定的事项,根据属地原则由用人单位所在地的设区的市级社会保险行政部门办理。

用人单位未在本条第一款规定的时限内提交工伤认定申请,在此期间发生符合本条例规定的工伤待遇等有关费用由该用人单位负担。

第十八条　提出工伤认定申请应当提交下列材料:

(一)工伤认定申请表;

(二)与用人单位存在劳动关系(包括事实劳动关系)的证明材料;

(三)医疗诊断证明或者职业病诊断证明书(或者职业病诊断鉴定书)。

工伤认定申请表应当包括事故发生的时间、地点、原因以及职工伤害程度等基本情况。

工伤认定申请人提供材料不完整的,社会保险行政部门应当一次性书面告知工伤认定申请人需要补正的全部材料。申请人按照书面告知要求补正材料后,社会保险行政部门应当受理。

第十九条　社会保险行政部门受理工伤认定申请后,根据审核需要可以对事故伤害进行调查核实,用人单位、职工、工会组织、医疗机构以及有关部门应当予以协助。职业病诊断和诊断争议的鉴定,依照职业病防治法的有关规定执行。对依法取得职业病诊断证明书或者职业病诊断鉴定书的,社会保险行政部门不再进行调查核实。

职工或者其近亲属认为是工伤,用人单位不认为是工伤的,由用人单位承担举证责任。

第二十条　社会保险行政部门应当自受理工伤认定申请之日起60日内作出工伤认定的决定,并书面通知申请工伤认定的职工或者其近亲属和该职工所在单位。

社会保险行政部门对受理的事实清楚、权利义务明确的工伤认定申请,应当在15日内作出工伤认定的决定。

作出工伤认定决定需要以司法机关或者有关行政主管部门的结论为依据的,在司法机关或者有关行政主管部门尚未作出结论期间,作出工伤认定决定的时限中止。

社会保险行政部门工作人员与工伤认定申请人有利害关系的,应当回避。

第四章　劳动能力鉴定

第二十一条　职工发生工伤,经治疗伤情相对稳定后存在残疾、影响劳动能力的,应当进行劳动能力鉴定。

第二十二条　劳动能力鉴定是指劳动功能障碍程度和生活自理障碍程度的等级鉴定。

劳动功能障碍分为十个伤残等级,最重的为一级,最轻的为十级。

生活自理障碍分为三个等级:生活完全不能自理、生活大部分不能自理和生活部分不能自理。

劳动能力鉴定标准由国务院社会保险行政部门会同国务院卫生行政部门等部门制定。

第二十三条　劳动能力鉴定由用人单位、工伤职工或者其近亲属向设区的市级劳动能力鉴定委员会提出申请,并提供工伤认定决定和职工工伤医疗的有关资料。

第二十四条　省、自治区、直辖市劳动能力鉴定委员会和设区的市级劳动能力鉴定委员会分别由省、自治区、直辖市和设区的市级社会保险行政部门、卫生行政部门、工会组织、经办机构代表以及用人单位代表组成。

劳动能力鉴定委员会建立医疗卫生专家库。列入专家库的医疗卫生专业技术人员应当具备下列条件:

(一)具有医疗卫生高级专业技术职务任职资格;

(二)掌握劳动能力鉴定的相关知识;

(三)具有良好的职业品德。

第二十五条　设区的市级劳动能力鉴定委员会收到劳动能力鉴定申请后,应当从其建立的医疗卫生专家库中随机抽取3名或者5名相关专家组成专家组,由专家组提出鉴定意见。设区的市级劳动能力鉴定委员会根据专家组的鉴定意见作出工伤职工劳动能力鉴定结论;必要时,可以委托具备资格的医疗机构协助进行有关的诊断。

设区的市级劳动能力鉴定委员会应当自收到劳动能力鉴定申请之日起60日内作出劳动能力鉴定结论,必要时,作出劳动能力鉴定结论的期限可以延长30日。

劳动能力鉴定结论应当及时送达申请鉴定的单位和个人。

第二十六条 申请鉴定的单位或者个人对设区的市级劳动能力鉴定委员会作出的鉴定结论不服的,可以在收到该鉴定结论之日起 15 日内向省、自治区、直辖市劳动能力鉴定委员会提出再次鉴定申请。省、自治区、直辖市劳动能力鉴定委员会作出的劳动能力鉴定结论为最终结论。

第二十七条 劳动能力鉴定工作应当客观、公正。劳动能力鉴定委员会组成人员或者参加鉴定的专家与当事人有利害关系的,应当回避。

第二十八条 自劳动能力鉴定结论作出之日起 1 年后,工伤职工或者其近亲属、所在单位或者经办机构认为伤残情况发生变化的,可以申请劳动能力复查鉴定。

第二十九条 劳动能力鉴定委员会依照本条例第二十六条和第二十八条的规定进行再次鉴定和复查鉴定的期限,依照本条例第二十五条第二款的规定执行。

第五章 工伤保险待遇

第三十条 职工因工作遭受事故伤害或者患职业病进行治疗,享受工伤医疗待遇。

职工治疗工伤应当在签订服务协议的医疗机构就医,情况紧急时可以先到就近的医疗机构急救。

治疗工伤所需费用符合工伤保险诊疗项目目录、工伤保险药品目录、工伤保险住院服务标准的,从工伤保险基金支付。工伤保险诊疗项目目录、工伤保险药品目录、工伤保险住院服务标准,由国务院社会保险行政部门会同国务院卫生行政部门、食品药品监督管理部门等部门规定。

职工住院治疗工伤的伙食补助费,以及经医疗机构出具证明,报经办机构同意,工伤职工到统筹地区以外就医所需的交通、食宿费用从工伤保险基金支付,基金支付的具体标准由统筹地区人民政府规定。

工伤职工治疗非工伤引发的疾病,不享受工伤医疗待遇,按照基本医疗保险办法处理。

工伤职工到签订服务协议的医疗机构进行工伤康复的费用,符合规定的,从工伤保险基金支付。

第三十一条 社会保险行政部门作出认定为工伤的决定后发生行政复议、行政诉讼的,行政复议和行政诉讼期间不停止支付工伤职工治疗工伤的医疗费用。

第三十二条 工伤职工因日常生活或者就业需要,经劳动能力鉴定委员会确认,可以安装假肢、矫形器、假眼、假牙和配置轮椅等辅助器具,所需费用按照国家规定的标准从工伤保险基金支付。

第三十三条 职工因工作遭受事故伤害或者患职业病需要暂停工作接受工伤医疗的,在停工留薪期内,原工资福利待遇不变,由所在单位按月支付。

停工留薪期一般不超过12个月。伤情严重或者情况特殊,经设区的市级劳动能力鉴定委员会确认,可以适当延长,但延长不得超过12个月。工伤职工评定伤残等级后,停发原待遇,按照本章的有关规定享受伤残待遇。工伤职工在停工留薪期满后仍需治疗的,继续享受工伤医疗待遇。

生活不能自理的工伤职工在停工留薪期需要护理的,由所在单位负责。

第三十四条 工伤职工已经评定伤残等级并经劳动能力鉴定委员会确认需要生活护理的,从工伤保险基金按月支付生活护理费。

生活护理费按照生活完全不能自理、生活大部分不能自理或者生活部分不能自理3个不同等级支付,其标准分别为统筹地区上年度职工月平均工资的50%、40%或者30%。

第三十五条 职工因工致残被鉴定为一级至四级伤残的,保留劳动关系,退出工作岗位,享受以下待遇:

(一)从工伤保险基金按伤残等级支付一次性伤残补助金,标准为:一级伤残为27个月的本人工资,二级伤残为25个月的本人工资,三级伤残为23个月的本人工资,四级伤残为21个月的本人工资;

(二)从工伤保险基金按月支付伤残津贴,标准为:一级伤残为本人工资的90%,二级伤残为本人工资的85%,三级伤残为本人工资的80%,四级伤残为本人工资的75%。伤残津贴实际金额低于当地最低工资标准的,由工伤保险基金补足差额;

(三)工伤职工达到退休年龄并办理退休手续后,停发伤残津贴,按照国家有关规定享受基本养老保险待遇。基本养老保险待遇低于伤残津贴的,由工伤保险基金补足差额。

职工因工致残被鉴定为一级至四级伤残的,由用人单位和职工个人以伤残津贴为基数,缴纳基本医疗保险费。

第三十六条 职工因工致残被鉴定为五级、六级伤残的,享受以下待遇:

(一)从工伤保险基金按伤残等级支付一次性伤残补助金,标准为:五级伤残

为 18 个月的本人工资,六级伤残为 16 个月的本人工资;

(二)保留与用人单位的劳动关系,由用人单位安排适当工作。难以安排工作的,由用人单位按月发给伤残津贴,标准为:五级伤残为本人工资的 70%,六级伤残为本人工资的 60%,并由用人单位按照规定为其缴纳应缴纳的各项社会保险费。伤残津贴实际金额低于当地最低工资标准的,由用人单位补足差额。

经工伤职工本人提出,该职工可以与用人单位解除或者终止劳动关系,由工伤保险基金支付一次性工伤医疗补助金,由用人单位支付一次性伤残就业补助金。一次性工伤医疗补助金和一次性伤残就业补助金的具体标准由省、自治区、直辖市人民政府规定。

第三十七条　职工因工致残被鉴定为七级至十级伤残的,享受以下待遇:

(一)从工伤保险基金按伤残等级支付一次性伤残补助金,标准为:七级伤残为 13 个月的本人工资,八级伤残为 11 个月的本人工资,九级伤残为 9 个月的本人工资,十级伤残为 7 个月的本人工资;

(二)劳动、聘用合同期满终止,或者职工本人提出解除劳动、聘用合同的,由工伤保险基金支付一次性工伤医疗补助金,由用人单位支付一次性伤残就业补助金。一次性工伤医疗补助金和一次性伤残就业补助金的具体标准由省、自治区、直辖市人民政府规定。

第三十八条　工伤职工工伤复发,确认需要治疗的,享受本条例第三十条、第三十二条和第三十三条规定的工伤待遇。

第三十九条　职工因工死亡,其近亲属按照下列规定从工伤保险基金领取丧葬补助金、供养亲属抚恤金和一次性工亡补助金:

(一)丧葬补助金为 6 个月的统筹地区上年度职工月平均工资;

(二)供养亲属抚恤金按照职工本人工资的一定比例发给由因工死亡职工生前提供主要生活来源、无劳动能力的亲属。标准为:配偶每月 40%,其他亲属每人每月 30%,孤寡老人或者孤儿每人每月在上述标准的基础上增加 10%。核定的各供养亲属的抚恤金之和不应高于因工死亡职工生前的工资。供养亲属的具体范围由国务院社会保险行政部门规定;

(三)一次性工亡补助金标准为上一年度全国城镇居民人均可支配收入的 20 倍。

伤残职工在停工留薪期内因工伤导致死亡的,其近亲属享受本条第一款规定的待遇。

一级至四级伤残职工在停工留薪期满后死亡的，其近亲属可以享受本条第一款第（一）项、第（二）项规定的待遇。

第四十条 伤残津贴、供养亲属抚恤金、生活护理费由统筹地区社会保险行政部门根据职工平均工资和生活费用变化等情况适时调整。调整办法由省、自治区、直辖市人民政府规定。

第四十一条 职工因工外出期间发生事故或者在抢险救灾中下落不明的，从事故发生当月起3个月内照发工资，从第4个月起停发工资，由工伤保险基金向其供养亲属按月支付供养亲属抚恤金。生活有困难的，可以预支一次性工亡补助金的50%。职工被人民法院宣告死亡的，按照本条例第三十九条职工因工死亡的规定处理。

第四十二条 工伤职工有下列情形之一的，停止享受工伤保险待遇：

（一）丧失享受待遇条件的；

（二）拒不接受劳动能力鉴定的；

（三）拒绝治疗的。

第四十三条 用人单位分立、合并、转让的，承继单位应当承担原用人单位的工伤保险责任；原用人单位已经参加工伤保险的，承继单位应当到当地经办机构办理工伤保险变更登记。

用人单位实行承包经营的，工伤保险责任由职工劳动关系所在单位承担。

职工被借调期间受到工伤事故伤害的，由原用人单位承担工伤保险责任，但原用人单位与借调单位可以约定补偿办法。

企业破产的，在破产清算时依法拨付应当由单位支付的工伤保险待遇费用。

第四十四条 职工被派遣出境工作，依据前往国家或者地区的法律应当参加当地工伤保险的，参加当地工伤保险，其国内工伤保险关系中止；不能参加当地工伤保险的，其国内工伤保险关系不中止。

第四十五条 职工再次发生工伤，根据规定应当享受伤残津贴的，按照新认定的伤残等级享受伤残津贴待遇。

第六章 监督管理

第四十六条 经办机构具体承办工伤保险事务，履行下列职责：

（一）根据省、自治区、直辖市人民政府规定，征收工伤保险费；

（二）核查用人单位的工资总额和职工人数，办理工伤保险登记，并负责保存用人单位缴费和职工享受工伤保险待遇情况的记录；

（三）进行工伤保险的调查、统计；

（四）按照规定管理工伤保险基金的支出；

（五）按照规定核定工伤保险待遇；

（六）为工伤职工或者其近亲属免费提供咨询服务。

第四十七条　经办机构与医疗机构、辅助器具配置机构在平等协商的基础上签订服务协议，并公布签订服务协议的医疗机构、辅助器具配置机构的名单。具体办法由国务院社会保险行政部门分别会同国务院卫生行政部门、民政部门等部门制定。

第四十八条　经办机构按照协议和国家有关目录、标准对工伤职工医疗费用、康复费用、辅助器具费用的使用情况进行核查，并按时足额结算费用。

第四十九条　经办机构应当定期公布工伤保险基金的收支情况，及时向社会保险行政部门提出调整费率的建议。

第五十条　社会保险行政部门、经办机构应当定期听取工伤职工、医疗机构、辅助器具配置机构以及社会各界对改进工伤保险工作的意见。

第五十一条　社会保险行政部门依法对工伤保险费的征缴和工伤保险基金的支付情况进行监督检查。

财政部门和审计机关依法对工伤保险基金的收支、管理情况进行监督。

第五十二条　任何组织和个人对有关工伤保险的违法行为，有权举报。社会保险行政部门对举报应当及时调查，按照规定处理，并为举报人保密。

第五十三条　工会组织依法维护工伤职工的合法权益，对用人单位的工伤保险工作实行监督。

第五十四条　职工与用人单位发生工伤待遇方面的争议，按照处理劳动争议的有关规定处理。

第五十五条　有下列情形之一的，有关单位或者个人可以依法申请行政复议，也可以依法向人民法院提起行政诉讼：

（一）申请工伤认定的职工或者其近亲属、该职工所在单位对工伤认定申请不予受理的决定不服的；

（二）申请工伤认定的职工或者其近亲属、该职工所在单位对工伤认定结论不服的；

（三）用人单位对经办机构确定的单位缴费费率不服的；

（四）签订服务协议的医疗机构、辅助器具配置机构认为经办机构未履行有关协议或者规定的；

（五）工伤职工或者其近亲属对经办机构核定的工伤保险待遇有异议的。

第七章　法律责任

第五十六条　单位或者个人违反本条例第十二条规定挪用工伤保险基金，构成犯罪的，依法追究刑事责任；尚不构成犯罪的，依法给予处分或者纪律处分。被挪用的基金由社会保险行政部门追回，并入工伤保险基金；没收的违法所得依法上缴国库。

第五十七条　社会保险行政部门工作人员有下列情形之一的，依法给予处分；情节严重，构成犯罪的，依法追究刑事责任：

（一）无正当理由不受理工伤认定申请，或者弄虚作假将不符合工伤条件的人员认定为工伤职工的；

（二）未妥善保管申请工伤认定的证据材料，致使有关证据灭失的；

（三）收受当事人财物的。

第五十八条　经办机构有下列行为之一的，由社会保险行政部门责令改正，对直接负责的主管人员和其他责任人员依法给予纪律处分；情节严重，构成犯罪的，依法追究刑事责任；造成当事人经济损失的，由经办机构依法承担赔偿责任：

（一）未按规定保存用人单位缴费和职工享受工伤保险待遇情况记录的；

（二）不按规定核定工伤保险待遇的；

（三）收受当事人财物的。

第五十九条　医疗机构、辅助器具配置机构不按服务协议提供服务的，经办机构可以解除服务协议。

经办机构不按时足额结算费用的，由社会保险行政部门责令改正；医疗机构、辅助器具配置机构可以解除服务协议。

第六十条　用人单位、工伤职工或者其近亲属骗取工伤保险待遇，医疗机构、辅助器具配置机构骗取工伤保险基金支出的，由社会保险行政部门责令退还，处骗取金额2倍以上5倍以下的罚款；情节严重，构成犯罪的，依法追究刑事责任。

第六十一条　从事劳动能力鉴定的组织或者个人有下列情形之一的，由社会保险行政部门责令改正，处2000元以上1万元以下的罚款；情节严重，构成犯罪的，依法追究刑事责任：

(一)提供虚假鉴定意见的;

(二)提供虚假诊断证明的;

(三)收受当事人财物的。

第六十二条　用人单位依照本条例规定应当参加工伤保险而未参加的,由社会保险行政部门责令限期参加,补缴应当缴纳的工伤保险费,并自欠缴之日起,按日加收万分之五的滞纳金;逾期仍不缴纳的,处欠缴数额1倍以上3倍以下的罚款。

依照本条例规定应当参加工伤保险而未参加工伤保险的用人单位职工发生工伤的,由该用人单位按照本条例规定的工伤保险待遇项目和标准支付费用。

用人单位参加工伤保险并补缴应当缴纳的工伤保险费、滞纳金后,由工伤保险基金和用人单位依照本条例的规定支付新发生的费用。

第六十三条　用人单位违反本条例第十九条的规定,拒不协助社会保险行政部门对事故进行调查核实的,由社会保险行政部门责令改正,处2000元以上2万元以下的罚款。

第八章　附　则

第六十四条　本条例所称工资总额,是指用人单位直接支付给本单位全部职工的劳动报酬总额。

本条例所称本人工资,是指工伤职工因工作遭受事故伤害或者患职业病前12个月平均月缴费工资。本人工资高于统筹地区职工平均工资300%的,按照统筹地区职工平均工资的300%计算;本人工资低于统筹地区职工平均工资60%的,按照统筹地区职工平均工资的60%计算。

第六十五条　公务员和参照公务员法管理的事业单位、社会团体的工作人员因工作遭受事故伤害或者患职业病的,由所在单位支付费用。具体办法由国务院社会保险行政部门会同国务院财政部门规定。

第六十六条　无营业执照或者未经依法登记、备案的单位以及被依法吊销营业执照或者撤销登记、备案的单位的职工受到事故伤害或者患职业病的,由该单位向伤残职工或者死亡职工的近亲属给予一次性赔偿,赔偿标准不得低于本条例规定的工伤保险待遇;用人单位不得使用童工,用人单位使用童工造成童工伤残、死亡的,由该单位向童工或者童工的近亲属给予一次性赔偿,赔偿标准不得低于本条例规定的工伤保险待遇。具体办法由国务院社会保险行政部门规定。

前款规定的伤残职工或者死亡职工的近亲属就赔偿数额与单位发生争议的，以及前款规定的童工或者童工的近亲属就赔偿数额与单位发生争议的，按照处理劳动争议的有关规定处理。

第六十七条　本条例自2004年1月1日起施行。本条例施行前已受到事故伤害或者患职业病的职工尚未完成工伤认定的，按照本条例的规定执行。